「かみつきがいい」入れ歯
かめない義歯のイニシャルプレパレーション

河原 英雄

Contents

はじめに・・ 5

1章 咬合の考え方・・・・・・・・・・・・・・・・・・・・・・・・・・・・・・・・・・・・ 11
何のための吸着か？／バランスドオクルージョンはなぜ安定するのか／
咬合接触とは，接触を感じること

2章 リマウント調整法の手順・・・・・・・・・・・・・・・・・・・・・・・・・・・ 17
リマウント調整法のながれ

3章 セントリックバイトの採得・・・・・・・・・・・・・・・・・・・・・・・・・ 23
なぜ，セントリックバイトか／ワックスは速やかに口腔内から取り出し，氷水に入れて固める／
義歯の安定が得られないケース／長く咀嚼していないケース／下顎顎堤の吸収が著しいケース／
咬合採得の注意点と取り込み印象／取り込み印象と石膏模型の作製

4章 リマウント・・・・・・・・・・・・・・・・・・・・・・・・・・・・・・・・・・・・・・ 37
咬合器／なぜ咬合器を使うのか／リマウント

5章 咬合調整・・ 51
削合の際の注意点／咬合調整の基本のながれ／セントリックでの咬合調整／
側方位での咬合調整／前方位での咬合調整／セントリックで再調整／咬合器から取り外すまで／
部分床義歯の咬合調整／セントリックでの咬合調整（部分床義歯）

6章 フードテスト・・・・・・・・・・・・・・・・・・・・・・・・・・・・・・・・・・・・ 73
限りなく薄くスライスしたリンゴ／かむリハビリテーション／ピーナッツ／
リハビリテーションの客観評価／前歯による把持，かみ切りから咀嚼相へ／
咀嚼評価をしない嚥下評価は無意味／いなり寿司か海苔巻きか，どちらでもいいが／
ローストチキンとリンゴの丸かじり／おいしく食べる生活のリハビリテーション／
補綴歯科医療のもっとも重要な入口であり出口

7章 症例報告・・・・・・・・・・・・・・・・・・・・・・・・・・・・・・・・・・・・・・・ 85
症例提供者：
尾崎 洋美／高森 亜矢子／西田 哲也／吹譯 浩史／藤井 元宏／元島 道信／湯川 博之

索引・・・ 126

Introduction
はじめに

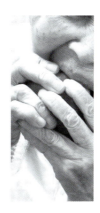

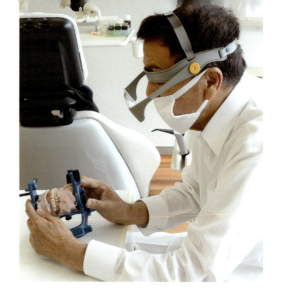

はじめに

「かめない」ことに気づいていない

　私の入れ歯の患者さんで，テレビの報道番組を見て，「あたしにも，かめる入れ歯をつくってもらえんじゃろうか」と再来院したおばあさんがいました．何か問題があるのだろうと，とりあえず薄く切ったリンゴを試してもらうと，不安気に前歯でかみます．徐々に厚いリンゴを食べてもらったのですが，難なく食べられることがわかりました．このおばあさんは，自分の入れ歯は，普通の入れ歯だから食べられないものと決めてかかっていたのです．「かめない」人の中に，かめないと決め込んで「かまない」人がいるのです．新発見でした．

　多くの義歯の患者さんは，反対に「かめない」ことに気づいていません．あるいは，テンから入れ歯はかめないものと諦めています．何度か歯医者に行っても，かめるようにならないので，ついに諦めたという人も少なくありません．歯医者が，余程高級な入れ歯でなければ無理というものだから，真に受けて諦めている人もいます．「かめない」と決め込んでいる点では，先のおばあさんと同じです．

　私たち歯医者は，どうでしょう．驚くほど「かめない」ことに，歯医者は気づいていません．かめないか，かめるか，調べたこともないのでは話にもなりません．

　「痛い」といって来院した患者さんのアタリをいくら調整しても，しばらくするとまた来院して患者さんが痛いというような経験はありませんか？

「かみにくい」と訴える患者さんに咬合紙をかませて咬合調整をするが、どこをどう調整すればいいか見当がつかないという経験はありませんか？
「義歯が動く」と文句をいわれるが、保険では十分なティッシュコンディショニングもできないし、精密な印象も採れないので辺縁封鎖が難しい、と自分を納得させていませんか？「痛い？　しばらく我慢すれば、慣れますよ」で、またひとつ信用を落としています。どれもこれも、勘違いです。

　まず、かめないことに気づいていません。そうして多くの義歯の患者さんに、入れ歯はかめないものと思い込ませているのです。

　「何でも食べられますか？」と尋ねて、「はい、食べられます」という応えを聞いて満足していませんか？　食べられないことをおかしいと思っていない入れ歯に慣れた患者さんは、「食べられない」と不満を言わないのです。介護者だって、食べられないことを「入れ歯」のせいにせずに食事を工夫したり、食べさせ方を工夫します。本人だって、年を取ったのだから不具合はあたりまえと思っているのです。

　歯科医こそは、義歯を見直すべきです。

まず「かめる」入れ歯にする

　この本は、立派な入れ歯をつくるための本ではありません。取るものも取

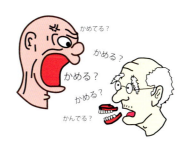

りあえず、まず「かめる」入れ歯にすることをすべてに優先します。そのためにまず「かめていない」ことに歯科医療者が気づく、「かめない」苦労を思いやる、「かめない」原因を解消する、患者さんにもっと「かめる」ようになることを気づいてもらう、ご家族にも、柔らかい食事をつくることが思いやりではないと気づいてもらう。そして「かめる」ように練習し、楽しく食卓を囲んでもらうための本です。

　そこで、新しい入れ歯をつくることは、とりあえずあとにして、いまある入れ歯で、さしあたり快適な生活を回復することにポイントを置きます。リベースもリラインも、まずは棚上げです。歯医者としては、義歯を吸着させたいのは山々ですが、それも後回しです。

　今を遡る40年以上前に、ローリッツェン（A.G. Lauritzen）先生の総義歯実習コースを2度にわたって受講し、そのリマウント法でフルバランスの調整をする技法を簡略化しつつ

も頑なに守ってきていました．原法は，ヒンジロケーターでターミナルヒンジを求め，フェイスボウを用いてDentatusの咬合器にマウントし，チェックバイト法で顆路を調節した上で厳密にフルバランスの調整をするものですが，徐々に簡略化した方法を試みながら，流行を追うことなくバランスドオクルージョンを頑なに守って，難しい症例でもそれなりに満足が得られることを経験してきました．

　インプラント（バイオセラム®）を始めたとき，補綴を完了した患者さんを食事に誘って，「河原は患者に飯を食わせるような過剰サービスしている」と言われたものですが，患者さんに食べ物を食べてもらって補綴を評価するフードテストの考え方もローリッツェン先生に教わったものでした．

　条件が悪く，必ずしも義歯の新製ができない患者さんを幾人か経験する中で，旧義歯でセントリックを採り，簡単な咬合器にマウントしてバランスドオクルージョンを与え（本書ではこれを「リマウント調整法」と呼ぶ），フードテストで評価をする，このような一連の手法ができあがってきました．

　補綴学的には，フェイスボウを採るべきだ，ティッシュコンディショニングをすべきだ，咬合高径を回復すべきだ，吸着を得るためにリラインすべきだ，などなどたくさんの「すべきこと」がありますが，まずかめるようにすること，機能回復を最優先にします．それ以外の講釈は，あとにしましょう．

「咬合」は機能する補綴物をつくる理屈でしかない

　このリマウント調整法は，技術的には，それほど難しいものではありません．ただ，「咬合」という言葉の響きを聞いただけで，難しいものだと考える歯科医師にとっては難しいものかもしれません．セントリックのバイトを採ると言った途端に，セントリックとは何かと議論を始める人がいます．それでは，目の前の患者さんが見えなくなります．上顎の模型に対して下顎の模型を偏りのない位置にマウントしたい，そのために採得するのが本来のセントリックです．「咬合」は本来，機能する補綴物をつくる理屈ですから，それ以上の理屈は要りません．

　咬合が安定しない義歯に対してリラインを行うことは，プラークコントロールをせずに歯肉切除をするようなものです．まずはバランスドオクルージョンを与えて，義歯の安定を回復し，かめるという実感を患者さんに経験してもらいましょう．

　食べること，のみ込むことが不自由だった患者さんは，前歯でかめる実感と食べ物をのみ込む快感を思い出して，食べる意欲だけでなく，しゃべり，笑い，歌い，生きる意欲を回復するのです．

かめる義歯が，求められている

　介護の現場では，経口摂取を維持する様々な努力が続けられてきました．今から20年以上前，臨床医学が患者の生活に背を向けたところに成立している事実に厳しい目を向けた医師・竹内孝仁先生（現国際医療福祉大学大学院教授）は，一貫して，口から普通の食事を「食べる」ことが，私たちの健康と生活に無限の恩恵をもたらすものであることを強調してこられました．

　しかし，歯科が高齢者に対して行えるもっとも基本的なケアともいえる義歯はといえば，数の上では十分に提供されてきたものの，患者さんの口腔機能や日常生活の回復にどれだけ貢献してきたでしょうか．製作に膨大な手間と日数を要する高級な義歯についても，事情は変わりません．なぜなら，機能回復の評価の主体である患者さんが置き去りにされてきたからです．

　しかし，この指摘は特に新しいものではありません．スカイラー（C.H. Schuyler）は半世紀以上前に次のように指摘しています．

> A prosthetist contructing a full denture is rendering a health service to his patient equal in importance to the services rendered by any other specialist in the field of dentistry or medicine. As the success of the denture involves a high degree of craftsmanship, it has been too often thought of as a craft rather than a health service.
>
> 「総義歯を製作する補綴家は，その重要性において，他の歯科や医科の如何なる専門家にもひけをとらないヘルスケアサービスを行っている．しかし，義歯の成功には熟練の技巧（技工）が要求されることもあり，ヘルスケアサービスというよりはあたかも工芸品として捉えられてきたきらいがある」[1]（訳は著者による）

---

[1] Schuyler, C.H. "Full denture construction from the obtaining of the centric maxillomandibular record to completion of the dentures." Am Dent Assoc 41.1 (1950): 66-73.

この傾向は，今日でもそれほど変わっていないでしょう．ローリッツェンが提唱・実践していたフードテストのような機能回復の診査はほとんど定着していません．

　義歯調整のハウトゥー書としては言い訳がましいのですが，本書で取り上げる手技がすべての症例にそのまま通用するわけではありません．結局のところ，臨床とは「ありあわせのものでどうにかしなくてはいけない」ものです．義歯治療においても，顎関節や顎堤の状態，筋の状態は千差万別で，マニュアル通りの対応では改善せず，その場での工夫が必要になります．そして，その場その場の対処法の有効性もフードテストによってこそ，はかれるのです．このイニシャルプレパレーションは，その名の通り，義歯調整の入り口にすぎず，最終回答でもなければ，最高の義歯治療でもありません．多くの高齢者が「食べること」という「当たり前」の回復ができずに，「入れ歯では前歯でかめない・好きな物を食べられない」を当たり前のこととして受け入れています．

　咬合の理論や義歯の調整法の違いがあったとしても，フードテストは明日の臨床から導入できるはずです．フードテストを通して，施術者の気持ちも大きく変わるはずです．また，フードテストを家族や介助者同伴で行ったり，その結果を共有することで，普段の食生活，介助やリハビリの改善，さらには高齢者ケアの他職種との協働につながり，義歯が生活のリハビリの重要な手段になるものと思います．

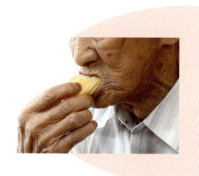
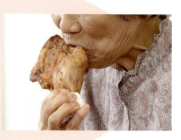

Chapter 1
咬合の考え方

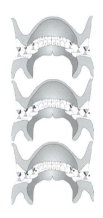

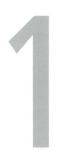
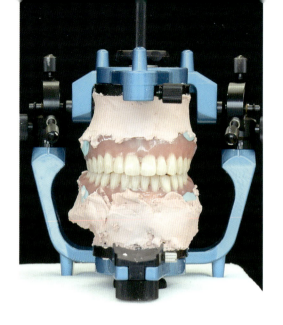

1 咬合の考え方

バランスドオクルージョンが吸着を生む

何のための吸着か？

　総義歯の最大の困難は，補綴装置の維持・支持のすべてを顎堤粘膜に依存する点にある．義歯床の吸着だけが，維持力を発揮する．義歯の転覆，偏位，脱落に抵抗するために，吸着力だけを頼りにしなければならない．このため，総義歯の臨床では，吸着を得るための顎堤の解剖学，ティッシュコンディショニング，印象，筋圧形成による辺縁封鎖，リリーフといった点が注目される．このことを否定するつもりはないが，吸着を目的に，吸着を強調するとすれば，義歯の製作は出口のない迷路に入り込んでしまう．

　一方，咬合に関しては，フルバランスが転覆を防ぐという程度の理解で，人工歯排列から，咬合接触のすべてを歯科技工士まかせにしてしまう歯科医師も少なくない．しかし，筆者の臨床実感からすると，義歯の維持と安定

と，そして吸着力を生むのは，他ならぬ咬合接触である．義歯の製作を歯科技工士にまかせることは仕方ないが，その場合でもリマウントにより調整することは必須である．

　筆者が総義歯を習った Lauritzen は，ショッキングな方法で，受講生に吸着というものを教えた．きれいに辺縁封鎖を完成した義歯の床縁を切り取ってみせたのだ．いったん咬合を確立した総義歯は，床縁を切り取られても，何ら問題なく機能した．

　吸着は，かむためにある．快適に咀嚼できれば，それ以上の吸着は不要であり，たとえ吸着していても快適にかめなければ，意味がないのである．

バランスドオクルージョンはなぜ安定するのか

　バランスドオクルージョンは，教科書では水に浮いたボード（板）の例を使って説明される．片側からボードに這い上がろうとするとボードは転覆するが，反対側をちょっと押しておくだけで安定するという喩え話である（図 1-1 はボードをボートに変えたもの）．ここで注意が必要だが，バランスドオクルージョンはひっくりかえりそうな義歯を平衡側の接触で抑制しているのではない．

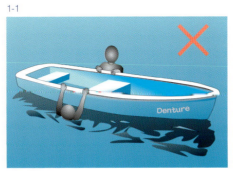

1-1

バランスドオクルージョンは教科書ではこのように説明されるが，適切ではない

むしろ次のような例を頭に浮かべてもらいたい．シリコーン樹脂製の吸盤をガラスの壁に押しつけたとする．この吸盤は放っておけば1年経っても落ちない．義歯に，このような吸着力を求めることは意味があるだろうか．吸着の優れた義歯は，もし上下の咬合接触がアンバランスだとしたら，吸着の悪い義歯よりも顎堤に歪んだ咬合力を伝えるので，かえってタチが悪い．
　反対に，あまり精度のよくない吸盤を壁紙の貼ってある壁に押しつけたとする．ものの1分ももたずに吸盤は落ちてしまう．しかし，この吸盤を30秒ごとに壁に押しつけるならば，この吸盤は落ちないのである．

咬合接触とは，接触を感じること

　このように偏りのない接触の仕方（バランスドオクルージョン）で，嚥下のたびに軽く上下の歯が接触することによって適切な吸着力が生まれる．
　ここで，もう一度，咬合接触とは何かと考えてみたい．咬合接触とは人工歯と人工歯が接触することだが，それは床を介して粘膜で接触を感じることに他ならない．接触とは，接触を感じること．少なくとも嚥下のたびに，無意識に接触を感じるわけだが，セントリックで片側しか感じないのと両側が均等に感じることを想像してみれば明かであろう．片側の感覚では，左右平衡に力が入らない．このため床は嚥下のたびに吸着を失う．逆に均等な平衡感覚が得られると，義歯は安定し，口腔粘膜，頬粘膜，舌と義歯が一体となる．単純な理屈である．
　バランスドオクルージョンの調整の大前提は，セントリックである．ここでセントリックを中心位と書くと，中心位の定義が変遷しているので話が混乱する．しかし吸着において大切なのは，嚥下のために下顎をやや後退させた位置で上下の咬合面が均等に接し，上下の義歯が水平的にずれなく接し，それが感じられることである．これがフルバランスの義歯が安定する理屈である（図1-2）．
　立派な金属床の総義歯をもっていながら，それをよそ行きのときに装着す

るというお年寄りがいる．親戚が集まる法事の席で入れ歯を外して食事をする光景も決して珍しいものでない．これはセントリックでのバランスドオクルージョンと偏心位でのバランスドオクルージョンが得られていないためで

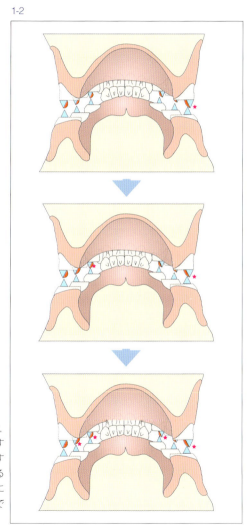

1-2

セントリックでマウントしたときに，右の最後臼歯1歯しか接触しないとする（上図）．その上顎内斜面を削合すると反対側の小臼歯に接触が生まれる（中図）．ここを削合すると，両側性に接触点が増える（下図）．この要領で削合調整する．

ある．たとえ床の条件の悪い旧義歯でも，とりあえずセントリックバイトを採ってリマウントし，そこでバランスドオクルージョン（図1-3）を与えれば，普通に食べることができる．顎堤条件や上下の被蓋関係の劣悪な症例でも，この方法によってかめる義歯に生まれ変わる．

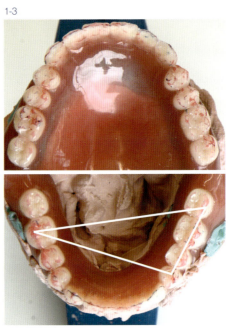

1-3

作業側に3点以上，平衡側に1点以上の接触を得て完成

Chapter 2
リマウント調整法の手順

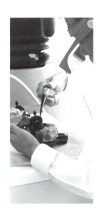

2

リマウント調整法の手順

　「かめない」ことを主訴に来院する高齢者の多くは，すでに義歯を持っていることが多いため，人工歯の排列やレジン重合などの義歯新製の手順は他書[注]に譲り，本書では旧義歯（調整して使うので厳密には「旧」ではないのだが）の調整にフォーカスする．「総義歯補綴において歯と歯の接触関係の調整がもっとも重要な行程であることは一般的に受け入れられている」これはSchuylerの言葉[1]だが，再現性の高いセントリックバイト採得とそれを元にした咬合調整が総義歯補綴の要であることは，今も昔も変わらない．義歯新製の場合もセントリックバイト[編注]を基準にしてリマウント，咬合調整——この一連の手技が有効であることに変わりはないので参考にしていただきたい．

注）　総義歯新製の手順は『保険総義歯のススメ』（クインテッセンス出版刊，2013）を参照．

リマウント調整法のながれ

① セントリックでワックスバイト採得

　　　　　　　　　——3章「セントリックバイトの採得」

⬇

② ①のバイト記録を使って義歯を咬合器へマウント

　　　　　　　　　——4章「リマウント」

⬇

③ セントリックで少なくとも片側歯列（臼歯部）で3点以上，両側で6点以上接触するよう削合調整

　　　　　　　　　——5章「咬合調整」

⬇

④ 側方位で作業側の臼歯部が少なくとも3点で接触，平衡側の臼歯部が少なくとも1点で接触するように削合調整

　　　　　　　　　——5章「咬合調整」

⬇

⑤ 前方位で両側の臼歯部に少なくとも片側1点ずつ接触するよう調整

　　　　　　　　　——5章「咬合調整」

⬇

⑥ 再びセントリックの位置で③で与えた接触があることを確認（接触がなければ，再度調整）

　　　　　　　　　——5章「咬合調整」

⬇

⑦ 裂溝の整形

　　　　　　　　　——5章「咬合調整」

編注）セントリック（centric）は長く咬合の分野における「お化け」である．Lauritzen は『Atlas 咬合分析の臨床』で「つぎに意味づけで悪い用語は"中心（centric）"である．"centric とは何か"の質問がしばしば行われるが，唯一の正しい回答は，"それは形容詞である"といえる…"centric"という用語が，名詞としては使えないことを記憶すべきである」と指摘している．このように，文法上の誤りが用語の定義の曖昧さ・わかりにくさの原因になった点は否めない．本書では，それでもなお，使い慣れた「セントリック」と表記する．

リマウント調整法の①と②は患者さんの上下顎の義歯の位置関係を咬合器上に再現するもの（図 2-1, 2-2）である．③のセントリックは顎位の咬合器へのトランスファーの基準で（図 2-3），④と⑤は側方運動や前方運動模倣（図 2-4, 2-5）である．咬合器上で咬合調整する際は顆頭球はネジで固定する[編注]．前方位での調整⑤は，前歯でかめる咬合を与えると同時に，下顎位が前方に動いたとしても（咀嚼の際の習慣的な終末位がセントリックより大幅に前方に位置する場合でも），臼歯部で「かめるところ」を確保する

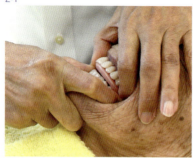

①セントリックバイトを採得

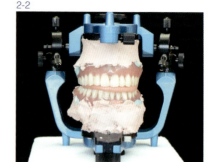

②バイトをもとに義歯をマウントする

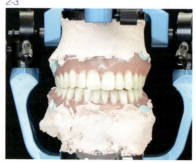

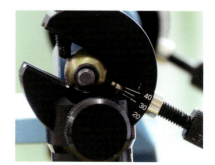

③セントリックで両側の臼歯部が各々少なくとも3点で接触するよう調整

編注）咬合器の最大の利点のひとつは，下顎の滑走運動と開閉運動を分解できるところにある．そして，このことにより，咬合紙を使った切削調整が可能になる．

2-4

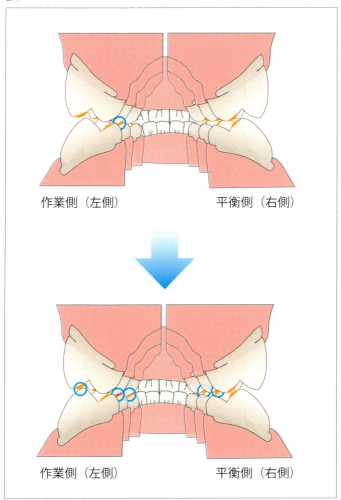

側方位で作業側の臼歯部が少なくとも3点で接触，平衡側の臼歯部が少なくとも1点で接触するよう調整

ことを意図している．咬合器に不慣れな人は，顆頭球のネジを回すことが側方運動や前方運動のシミュレーションであることを意識することで，全体の流れがつかみやすくなるだろう（4章を参照）．

そして，再びセントリックの位置に戻り，③で与えた接触があることを確認（接触がなければ再度調整）し，裂溝の整形をしてリマウント調整は終了となる（図2-6）．

2-5

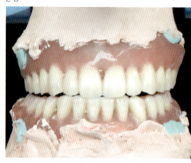
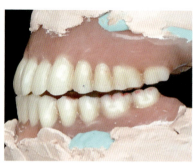

前方位で両側の臼歯部で1点ずつ接触するよう調整

2-6

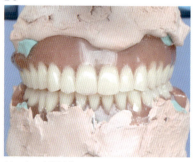
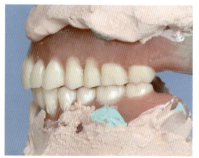

リマウント調整後

Chapter 3
セントリックバイトの採得

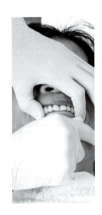

3

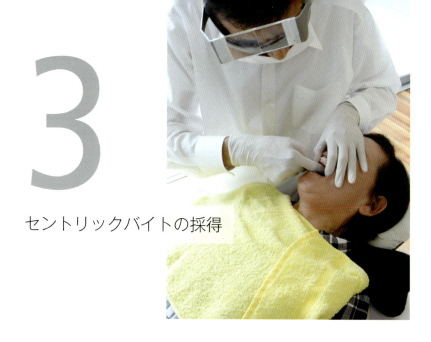

セントリックバイトの採得

なぜ,セントリックバイトか

 本書のリマウント調整法では,手技の簡略化のために,通常のチェックバイト法で採得する側方位,前方位でのバイトを省略し,セントリックバイトのみを採得する.セントリックがマウントの際の基準たり得るのは,その再現性にある.側方位や前方位では,再現性の低いバイトしか採れないのである[注].

 側方位におけるチェックバイトは調節性咬合器の顆路調節機構を調節するために利用するが,本法では患者さんごとの顆路を測定して,それに応じて咬合器を調節する操作を完全に略す.

 側方位での咬合採得を省略した,この略式の咬合採得は厳密には「チェックバイト法」ではない

 それでは実際の手技に移ろう.

注) 文献1)(p.9)でSchuylerは「複数回バイトを採得し模型のマウンティングの正確さを図る根拠は,それにより正確でリラックスした状態の上下顎関係(セントリック)だけが正確に複製されうるからである.咬合採得については,前方位や側方位のバイトレコード,あるいは口腔内で義歯が動いてしまう場合では,再現性が低いからである」と指摘している.

1. セントリックでかむ感覚を覚えさせる

バイトワックス®（ジーシー社）を成形する前に，患者さんにセントリックでかむ感覚を掴んでもらうと，バイトワックス®を口の中に入れてから下顎がセントリックに入らず手間取ってワックスが硬化…というような状況を避けられる[編注]．

まず，上顎義歯の床を口蓋に押しつけ，上顎に密着させる．図3-1のよう

 左手で上顎義歯を人差し指と親指で包み込むようにしてサポートし，右手で下顎義歯の 76|67 部に指を沿えて安定させる（図3-1）

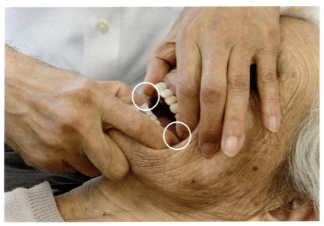

3-1

編注）「セントリック」は生体における概念ではなく，咬合器に（主に義歯を）マウントする際の基準点である——であるならば，補綴治療においてセット時に要求される精度によって，セントリックがどこまで厳密に求められるべきかということは変わるはずである．本書の義歯調整はレジン床義歯を前提としている．レジン床義歯自体のたわみもさることながら，義歯床が口腔内の軟組織——筆者はこれを「ベッドの上のシーツ」と呼ぶ——はインプラント体はもとより，歯根膜と歯槽骨に支えられる天然歯と比べても不安定である．また，天然歯やインプラントは，接触（や天然歯は温度）に対して感覚的に敏感な歯根膜や歯槽骨と直に繋がっているが，軟組織に面で吸着している義歯，特に総義歯の場合，上下の（義）歯の接触は，同じ理由で，軟組織に床が点であたる箇所があれば，テコの力が加わるので痛みの原因となる．

に左手で上顎義歯を人差し指と親指で包み込むようにしてサポートし，右手で下顎義歯の$\overline{76|67}$部に指を添えて安定させる．こうすることで，左手の掌がちょうど患者の目隠しになり，患者をリラックスさせやすい．この時，左手の人差し指と親指は上顎義歯の人工歯の切端からはみ出るようにする．これは，下顎義歯の上顎義歯へのあたり方，左側と右側の接触のタイミングや左右の位置のずれを指で感じるためである．下顎義歯に添える指先は義歯の咬合面を覆わないようにする．ここで，下顎に緊張がみられる場合は，下顎に手を添えて軽く前後左右に揺すってリラックスさせる．この時，患者に「上の歯を前に出して」と声をかけると，下顎を後方に退く感覚をつかんでもらいやすいだろう．

たとえ患者さんが緊張して咬合採得ができてなくても，決して「そのかみ方じゃない」「そうじゃない」などと言ってはならない．緊張している人には世間話をして気分を和ませたり，処置を急がず歯科衛生士に話しかけてもらうなどして緊張をほぐすようにする．

さて，ここまで「リラックスした状態」を強調してきた．もちろん，これは筋が緊張していないことを意味するがLauritzenは「（安静位を除いて）咬合のすべての位置においては筋緊張があることを留意すべきである」[2]と指摘している．つまり「筋が緊張していないセントリック」は現実にはない，ということである．これは，多くの歯科医の臨床的実感と符合するだろう．患者の筋力や顎関節の状態により程度に幅はあるが，そもそも，患者は通常下顎を後方に押された時に無意識に前に押し返す．すなわち，ここでは，完全な筋の弛緩状態を期待するのではなく，過緊張をとることと下顎を後方に誘導したときに過度の抵抗がないことの確認が目的となる．筋に過緊張があると，下顎の左右への偏り，左右の高さの偏りが生じやすい．

---

2) Lauritzen, A.G. Atlas 咬合分析の臨床；青木英夫，五十嵐孝義 共訳，医歯薬出版，東京，1977.

2. バイトワックス®の準備

　何度か繰り返し、セントリックの位置を確認後、ガスバーナーにてバイトワックス®を軟化成形し、図3-2のように上顎義歯の人工歯舌側咬頭上に貼り付ける。この際、ワックスの厚みを十分にとることが重要である。厚みが不十分であったり不均一だと、患者がワックスをかみ込んだ際に、貫通して歯と歯が接触する。歯と歯が接触すれば咬合圧のかかり方が不均等になったり義歯床が動く原因となり[1]、正確なバイトではなくなる。また、有歯顎と同様に、セントリックでの上下顎の関係が顕著にオーバージェットになっている場合、ワックスを通常より厚めにとる必要がある（図3-3）。

3-2
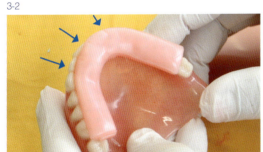

人工歯の大きさを見て、人工歯の頬舌側を 6+6 まで覆うように幅をとる。前歯部を圧接し（↓）、仮固定する。

3-3
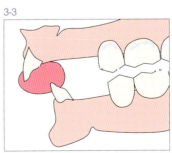

オーバージェットが大きいときにはワックスを厚めにとる

| ワックスは速やかに口腔内から取り出し，氷水に入れて固める

3. バイトを記録する

　バイトワックス®を上顎義歯に貼り付けたら（図3-4），速やかに患者さんの口腔内に装着し，確認したセントリックの位置でかみ込ませる．
　上下顎の義歯を装着し，義歯を左右の手でサポートし，再度「上の歯を前に出して」と声をかけながら，事前に確認したセントリックの位置に下顎が入ることを確認する．「ゆっくり閉じて」と声をかけ，静かに閉口するよう促し（手を添えているので半誘導的である）．バイトワックス®に下顎義歯が触れたら「かんで」と声をかけて，バイトワックス®をかみ込むよう促す（図3-5）．患者さんが自力でワックスを十分にかみ込めない場合は，下顎

3-4

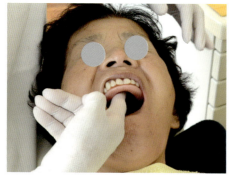

上顎義歯の床を口蓋部分を一度キュッと押しつけ，上顎に密着させる

3-5

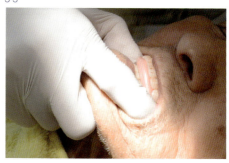

「かんで」と声をかけて，バイトワックスをしっかりとかませる

義歯がバイトワックス®に接触してから右手で下顎をサポートしたまま押し込む．上下顎の義歯から手を離し，「はい，開けて」と声をかけ，必ず上顎義歯ごとバイトワックス®を取り出し（図3-6），すぐに氷水に入れる．ここが重要である．この際，下顎がバイトワックス®から自然に離れない場合は上下の義歯と一緒に取り出し，そのまま氷水に入れる．バイトの痕を確認したり義歯から無理に剥がすとバイトワックス®が変形する原因となるので，極力バイトワックス®には触れずに氷水に入れる．バイトワックス®の扱いで重要なのは①すぐに氷水に入れること，②咬合面に穴があいていないことである．バイトに不安がある場合は，硬くなったワックスと義歯を再び口腔内に戻して確認してもよい．

部分床義歯や義歯が不安定なケースでは，無理に強くかみ込ませるとずれの原因となるので注意が必要である．詳しくは，続く「部分床義歯の対応」と「難症例の対応」で述べる．

!! 上顎義歯ごとバイトワックスを取り出し，**すぐに氷水に入れる**

3-6

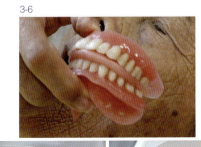

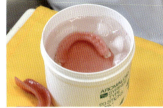
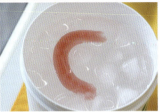

上顎義歯ごとバイトワックスを取り出そうとした際に，下顎がバイトワックスから自然に離れない場合は上下の義歯と一緒に取り出し，すぐにそのまま氷水に入れる

少し古いが石原寿郎・長谷川成男のチェックポイントを参考にしながら，ここまでのバイト採得のステップを振り返ってみよう．

■ チェックポイント

☑ 1）上顎にワックスバイトが正しくはまるか？

☑ 2）上顎にワックスバイトをはめ，採得時と同時に閉口させ，容易に正しいバイトの位置に下顎がはまり込むかどうか

☑ 3）ワックスバイトにかみ込ませたとき，歯面とワックスとの間に隙間はないか

☑ 4）義歯床と軟組織の間に隙間はないか（義歯床に透明レジンが使われている場合などは，空隙にみえることがあるので指で確認する）

☑ 5）ワックスバイトに穴や薄い部分があるか？ もし咬頭の接触があれば，下顎が偏位し，蝶番閉口からはずれているおそれがある．また特に厚い部分薄い部分の存在はワックスの抵抗が不均一なためでこれも不正確となる

石原寿郎，長谷川成男,1963 より[3]

以上の点が満足されればワックスバイトは正しいものと判定し，これをガイドにして咬合器にリマウントするが，その前に，部分床義歯や難症例の対応について触れておこう．

---

3) 石原寿郎，長谷川成男．Hinge axis 下顎の蝶番運動軸について 蝶番運動軸を利用した臨床術式．歯科時報，1963:363 (47).

難症例の対応

　顎堤がしっかりと残っていて，筋の過緊張がなくて，会話のやりとりがスムーズに行えて，かむ力も十分にある——という好条件であれば，前述の方法でまず対応可能だろう．しかし，実際の臨床では，顎堤の吸収が顕著で，下顎は筋の過緊張により前後にほとんど動かない，というようなことは珍しくない．そういったケースでは個別の対応が重要になるが，ここではよくある難症例の対応をいくつか紹介する．

　筆者の医院では「かめない」ことを主訴に来院した新規の患者さんに対し，人工歯が欠けていたり，床がひび割れていたり，あるいは上下顎の人工歯列が著しく不適合である場合を除き，初診の段階で義歯の新製はもとより，リベースやリラインを患者さんに勧めることはない．どのような場合にもまず，イニシャルプレパレーションであるリマウント調整を行い，「前歯でも臼歯でもかめる」ことをとりあえず回復する．とはいえ，義歯の状態だけでなく，顎堤や軟組織の状態（図3-7，3-8）によっては咬合調整だけでは義歯の安定が得られないケースもある．

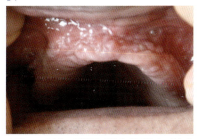

3-7

上顎のフラビーが原因で義歯がどうしても安定しないということは少ないが，フラビーは安定しない義歯を使っているサインかもしれない

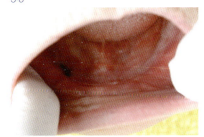

3-8

下顎の骨吸収が顕著なケースでは，バイトワックスをかみ込む際に下顎義歯がどうしても滑ってしまうことがある（p.33 へ）

長く咀嚼していないケース
—— どうしてもセントリックバイトが採得できない場合

　長く義歯を使用していない（食べるときには外している人を含む）か，習慣的に極端に前がみになっているケースでは，下顎を無理に後方に押し込んでも適切なセントリックバイトは採れない（図3-9）．長くかんでいないために，関節や筋肉の柔軟性や可動性が低下し，下顎の可動域が狭くなっているようなケースでは，段階的に調整を繰り返すのも対応のひとつである．

　かめる位置でバイトを採得，それを元にリマウント，咬合調整し，また数週間後から1，2カ月後にバイトを採り直し，咬合調整する．一度のリマウント調整で「かむ・食べる」能力が劇的に回復しなくても，調整を繰り返し，自宅でトレーニング用のガムなどを使用して義歯に慣れることで，徐々に下顎の過緊張がとれ，顎関節の可動域が広がる．そのことよって，セントリックに近い位置でバイトが採れるようになり，調整後により義歯が安定する．こういったケースは少なくない．もちろん，患者さんの負担を考えれば，少ない調整回数でかめるようになるのが理想的だが，すべてのケースが一度の調整で劇的に改善するわけではない．

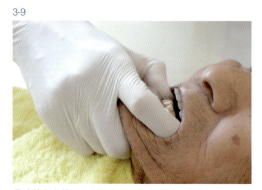

3-9

長く義歯を使用していなかった人では，すぐに適切な下顎位が得られないことがあるが，調整を繰り返せば次第に安定する．

下顎顎堤の吸収が著しいケース

　顎堤の骨吸収が著しいケースでは，浅めのバイトでの妥協的な対応をせざるをえないが，特に下顎の顎堤の吸収が顕著な場合，バイトワックス®をかみ込む際に下顎義歯がどうしても滑ってしまうことがある．このようなケースでは，義歯安定剤の使用が有効である．義歯安定剤は義歯床にまんべんなく塗るのではなく，図3-10のように点で小さく薄く載せると咬合への影響は最低限にとどめられる．

　多くの歯科医師，特に補綴や義歯専門家の間では，義歯安定剤は評判が悪い．それは不良な義歯の適合性を補うために患者が使用するものという認識があるが，有効かつ患者さんの不利益や大きな負担にならないものを使わない手はない．また，図3-10のような用法であれば，義歯安定剤の厚みは誤差の範囲内で，バイトの精度には影響はないと考える．

　義歯安定剤を付着し患者さんに下顎義歯をセット後，約30分ほど待ち，安定剤による付着が安定してから，バイトを採得する．

　義歯調整後も継続して使用する場合は，用法を患者さんだけでなく家族，介助者にも伝えておくべきだろう．

> 臨床とは多分に（理論や設計に基づくエンジニアリングとは対照的なもので）「ありあわせのものでどうにかしなくてはいけない」ものである

3-10

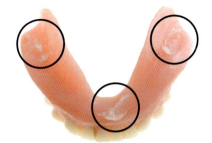
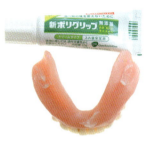

義歯床にまんべんなく塗るのではなく，点で小さく薄く載せる

部分床義歯への対応

咬合採得の注意点と取り込み印象

　部分床義歯のバイトの採得方法は総義歯の場合と基本的には変わらないが，以下の点に留意する．

① 部分床義歯をしっかりと装着し，床と顎堤に空隙がないことを確認する．この際，上下，前後，左右の緩み，がたつきがあればバイト採得前に解消する

② 上顎義歯が部分床義歯の場合，バイトワックス®は成形後に口腔内で上顎歯列に貼り付ける

③ バイトワックス®を強くかみ込ませると義歯が沈下動揺する場合はやや浅めのバイトで妥協的な対応をする

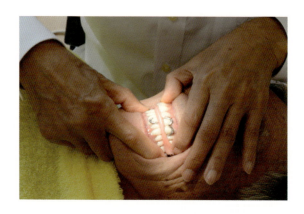

取り込み印象と石膏模型の作製

　部分床義歯のケースではリマウントの前に，石膏模型を作製する．前項の「咬合採得の注意点と取り込み印象」の①と同様に義歯の安定を確認した後，通法通りトレーに印象材を盛り印象を採得する（図3-11）．部分床義歯を印象材に取り込んだまま，トレーを取り出す．咬合調整中の石膏の欠けや破折を防止するため，残存歯の顎堤のアンダーカット部分をカッターで切り取る（図3-12）．

3-11

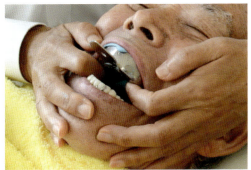

トレーに印象材を盛り，印象を採得する

3-12

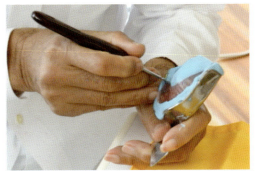

残存歯の顎堤のアンダーカット部分をカッターで切り取る

本書で用いる簡易な半調節性咬合器

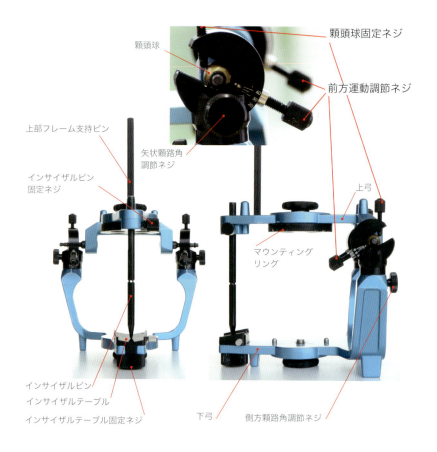

スペーシー咬合器スマート（YDM）

Chapter 4
リマウント

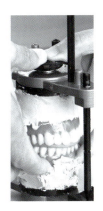

4

リマウント

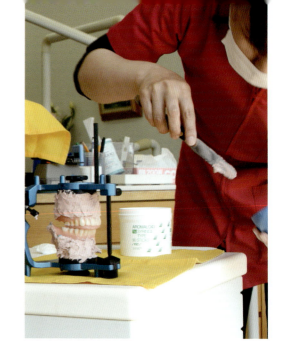

咬合器

　咬合器は，①診断用および設計用器械として，②補綴物製作の技術的操作の目的として，という二つの目的をもつ補綴学の補助器だが，このリマウント調整では，義歯を咬合器に付着して，診査しつつ削合調整するという技術的操作を行う．総義歯の製作・調整においては，咬合器は必須の補助器であるが，有歯顎の補綴操作では，ある程度咬頭嵌合位が信頼できる場合には，診断用および設計用器械としての重要度は低い．このため咬合器は，主に歯科技工士が補綴物製作に用いる器械と理解されつつある．しかし，総義歯あるいは多数歯欠損の部分床義歯では，咬合器なしには診断も補綴物の調整もできない．総義歯治療にかかわる以上は，咬合器の操作について最低限の知識をもたなければならない．

　咬合の診査・診断に咬合器を用いる議論になると，当然のこととして顆頭と歯列の位置関係をトランスファーし，頭蓋の参照面（カンペル平面，フランクフルト平面あるいは軸 - 眼窩平面など）に対して上顎を位置づけるフェイスボウの操作や，チェックバイト法などを使って患者さんごとの顆路角に即した咬合器の調節に関する講釈が始まって，途端に学習意欲がなえてしまう．咬合器の扱いに習熟する

前に，中心位，顆路といった言葉に翻弄される．筆者が総義歯を学んだLauritzenは，Dentatus咬合器を用いてベネット角を調節することも求めた．たとえ咬合器に習熟しても，顆路調節機構の操作は繁雑でエラーが多いので，診査のための咬合器か，咬合器のための診査か，わからなくなるという事態におちいる．

そこで総義歯治療のイニシャルプレパレーションとしては，大胆に操作を簡略化し，フェイスボウ・トランスファーを省略し，顆路角の調節も一切省略することを提案したい．そこまで簡略化しても，総義歯のリマウント調整には有用性があるのである．咬合器を扱う場合に注意すべきことは，生体のシミュレーションの精度を上げることではなく，咬合器上での調整の精度を上げることである．

たとえば，側方顆路角の調整をどうするか，咬合器を扱ってみるとよい．側方顆路角を平均値（約15°）に設定すると，前方位や側方位で咬合器の上弓の横ブレが大きい．これはコンダイラー型の咬合器では，平衡側の顆頭球が軸の肩に接している場合（図4-1のA）に作業側の軸の肩にできる隙間（図

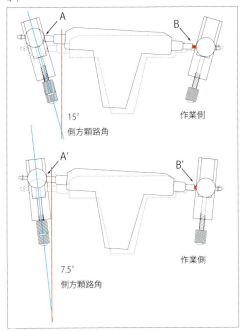

4-1

スロットタイプのコンダイラー型では，平衡側の顆頭球が軸の肩（A）に接している場合に作業側の軸の肩にできる隙間（赤色部分B）でベネット運動（作業側顆頭の横へのブレ）を摸倣する．このため側方顆路角を大きく設定するほど，前方運動時および側方運動時の上弓（上顎模型）のブレが大きくなる．筆者は平均値（15°）の半分くらい（7.5°）に側方顆路角を設定している．数値には意味はない．側方顆路角の違いによる歯の接触点の変化は極めてわずかなので無視できる．

本図は，Posselt『咬合の生理とリハビリテーション』の図89，90を参考にした．

4-1のB)でベネット運動(作業側顆頭の横へのブレ)を摸倣するためである.このため,側方顆路角を大きくすると,前方位や側方位で横ブレが大きくなるのである.

図4-1に示すように,側方顆路角を平均値の半分に緩めると,横ブレは半減する.このため咬合調整の作業効率を良くし,精度を上げるためには,側方顆路角を緩く設定すべきである.このように,調整の精度を上げるために咬合器のシミュレーションの精度を下げることが重要になる.

　このリマウント調整をするために用いる咬合器は,もっとも簡易な半調節性咬合器でよい.筆者は,SPACY Articulator Smart: Semi-Adjustable(YDM社)を用いているが,簡易な半調節機構をもつ安価で堅牢な咬合器であれば,何を用いてもよい.

・顆路をもつ機能的咬合器は,顆路を下顎部につけたコンダイラー型と,生体と同様に顆路を上顎部につけたアルコン型に大別されるが,ここではコンダイラー型を用いる(図4-2).

・スロットタイプのコンダイラー型を用いるのは,顆路機構が単純で咬合器を操作するときの誤差が少ないためである.

・咬合器は一般に上顎部が開閉するが,顆路が下顎部にあるコンダイラー型では,コンダイラースロットと顆頭球の関係が生体の顎関節の構造と逆になっており,顆路に沿って上顎を動かすことになる.また上顎を動かして側方運動を再現するので,側方運動の左右が逆になる.

・顆路は,矢状顆路角を30°に固定する.側方顆路角は,ほとんど咬合接触に影響がないので,平均値の角度の1/2を目安に固定する(図4-3).

4章　リマウント

4-2

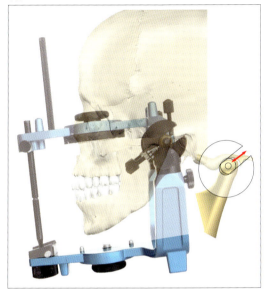

このリマウント調整をするために用いる咬合器は，このようなもっとも簡易な半調節性咬合器でよい

顆路を下顎部につけたコンダイラー型を用いるのは，顆路機構が単純で咬合器を操作するときの誤差が少ないためである

4-3

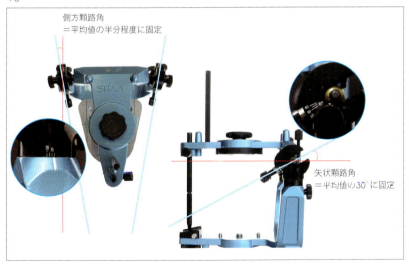

側方顆路角
＝平均値の半分程度に固定

矢状顆路角
＝平均値の30°に固定

顆路は，矢状顆路角を30°に固定．側方顆路角は，ほとんど咬合接触に影響がないので，平均値の角度の1/2を目安に固定する

なぜ咬合器を使うのか

　義歯以外の咬合調整は，口腔内で行うべきものである．しかし，総義歯の咬合調整は，咬合器上で行うべきである．

　その根拠について，Schuyler が詳述している．少し長くなるが引用する[1]．

> 「セントリック・リレーションと歯の咬合の調和は，患者に上下の歯を合わせるよう指示し口腔内で歯と歯の関係を観察しても判定できない．重大な不正があれば目に見えるかるかもしれないが，（口腔内では）一見，許容範囲内に見える咬合関係が，被圧縮性のない石膏を用いて咬合器にマウントしてみるとまったくもって不適合であるということは十分に考えられる．口腔内軟組織の圧縮，軟組織上での義歯床の動き，上下の顎関関係の変化あるいはそのすべてが，歯と歯を接触させるときに目に見えない範囲で起こるため，口腔内での視診は当てにならない．私の視力とこれらの変化を感知する能力は平均的な歯科医のそれと同程度と思われる．しかし，長年の臨床経験によって，私には総義歯の咬合の不調和を口腔内で視認する能力がまったくないことが疑いの余地なく証明された．口腔内での咬合のチェックを当てにしたり総義歯の咬合の不調和を正そうとする者は，重大なエラーから免れられないのである」（訳は著者による）

本書のイニシャルプレパレーションも，Schuylerの総義歯の調整法と同様，セントリックを基準としている．加えて，次章で詳述するが，調整の目的は平衡咬合（バランスドオクルージョン），すなわち，側方位での平衡側の接触の付与である．しかし，これは口腔内ではできない（図4-4）．なぜなら，「かみにくい，かめない」ことを主訴に来院する患者さんの義歯のほとんどが，セントリックの位置で両側の臼歯部が嵌合していない．そして，再現性の低い側方位はもとより，セントリックで患者さんに開閉運動を繰り返させ，咬合紙で印をつけながら削合するのは臨床的に不可能である．

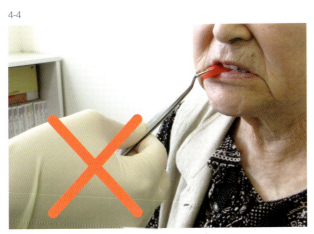

4-4

総義歯の咬合調整は咬合器上でのみ行うべきである

リマウント

　リマウントの行程で注意をしなくてはいけないのは，下顎の付着を狂わせないこと，そうして万が一にマウントした義歯が調整過程で外れないようにすることである．このため石膏は多目に盛る．もちろん，バイトに忠実にリマウントすること．

　調整後に咬合器から義歯を取り外しやすいようにすること，この3点だけである（図4-5）．また，速硬性の石膏を使用するため，特に下顎を咬合器に付着する際は，2人で作業したほうが，効率的かつミスが少なくなるだろう．

　使用材料：速硬性の石膏（キサンタノ，45秒で硬化），粘土（図4-5）

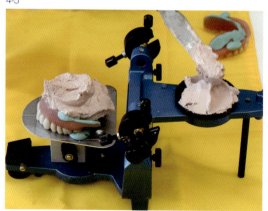

4-5

リマウントした義歯が調整中に咬合器から外れてしまわないように，床の唇側や頬側部分にかぶるくらいに石膏を使用する

4）　宮内泰雄ほか．半調整咬合器に記録された前方顆路傾斜に関する調査 第1報．歯科學報，1997;97 (1): 71-81.

4章　リマウント

　ここから実際に咬合器を使っていくが，まず，必ず咬合器の確認をしてから初めてもらいたい．咬合器の左右の前方運動調節ネジを「0」に，左右矢状顆路角，側方顆路角をそれぞれ30°[4]，平均値の角度の半分に合わせる．

　咬合調整後，石膏から取り外しやすいように，上下顎義歯の粘膜面のアンダーカットを除去するために粘土を貼り付ける（図4-7）[注]．次に，正中線と左右，前後のガイドラインに合わせ（図4-8），咬合平面板に上顎義歯を置く．義歯が安定しないようであれ

!!　**咬合器の左右の前方運動調節ネジは「0」にする（図4-6：白丸）**

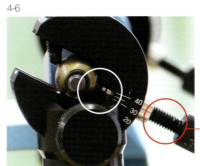

4-6

前方運動調節ネジ

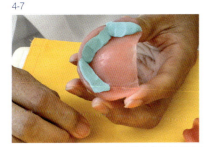

4-7

石膏から取り外しやすいよう粘土を貼り付ける

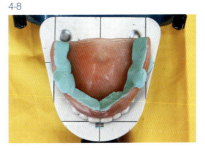

4-8

咬合平面板に上顎義歯を置く

注）　上顎義歯の床に凹がほとんどない場合，粘土を貼りつけると咬合調整中に上顎義歯が外れる原因となるので，使用しない．アンダーカットを除去する粘土は，あくまで取り外しの際に義歯の損傷を予防する目的で使用する．

ば，臼歯部の下に粘土を置き前歯部が平面板から浮かないようにする（図4-9）．咬合器のマウンティングリングを軽く霧吹きでしめらせておくと，石膏の付着がよくなる．義歯が左右の傾きなどなく安定しているのを確認し，上顎義歯の粘膜面と上顎マウンティングリングに速乾性の石膏を盛る（図4-10）．咬合器を閉じ，石膏がマウンティングリングに付着すれば周囲を補

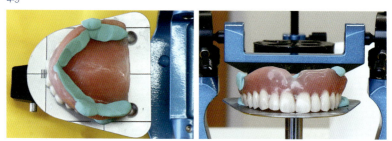

4-9
臼歯部の下に粘土を置き前歯部が平面板から浮かないようにする

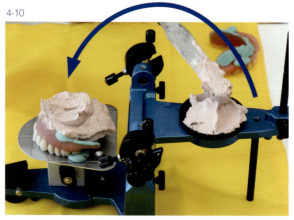

4-10
上顎義歯の粘膜面と上顎マウンティングリングに速乾性の石膏を盛り矢印（↶）のように付着する

強する（図4-11，4-12）．義歯の講習会や専門書では，石膏の使用料を最小限に抑えた写真が使われることが多いが，上顎義歯は咬合調整中に外れやすいため，（取り外しやすいように，マイナスドライバーなどを差し込む）粘土の一部は露出させておくが，床の唇側や頬側部分にかぶるくらいに石膏を使用した方が安全である．上顎義歯が固定されたら，咬合器を開き，咬合平

4-11

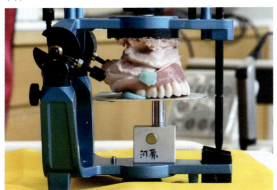

咬合器を閉じる

4-12

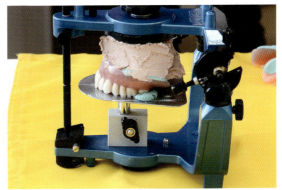

石膏がマウンティングリングに付着したら周囲を補強する

4-13 バイトワックスを上顎義歯に合わせる

4-14 両手で抑え，石膏を盛る

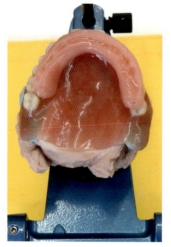
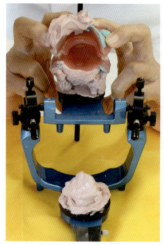

!! 親指が白くなるくらい両手でしっかりと挟み込む（図4-14〜4-16）

4-15

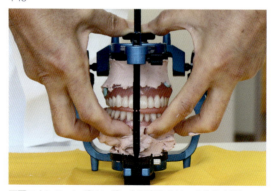

下顎マウンティングリングにも石膏を盛り，咬合器を閉じる

4章　リマウント

面板を取り外し，バイトワックス®を上顎義歯に合わせる（図4-13）。

下顎義歯も同様にバイトワックス®に合わせ，図4-14のように両手で抑え，石膏を盛る．下顎マウンティングリングにも石膏を盛り，咬合器を閉じる（図4-15）．繰り返しになるが，下顎義歯の固定の際は，バイトワックス®がずれないよう，石膏が硬化するまで下顎義歯とバイトワックス®をしっかりと両手で挟むことが肝要である（図4-16）．石膏が完全に硬化してから，手を離しさらに石膏を足して補強し（図4-17），終了となる（図4-18）．

!! 45秒で石膏が硬化するため，素早く咬合器を閉じる

4-16
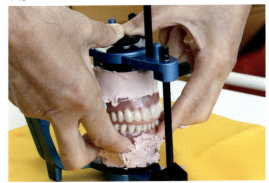

ここで，上下顎の義歯とバイトワックス®に少しでも隙間があると，採得したセントリックバイトをもとにリマウントしたことにならない

4-17
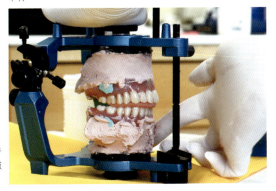

石膏が完全に硬化してから，手を離しさらに石膏を足して補強する

4-18

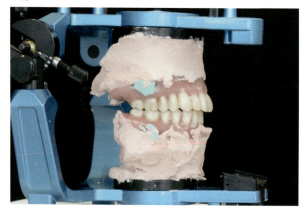

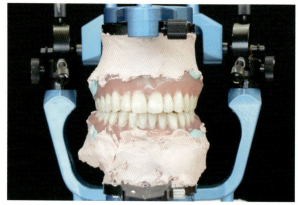

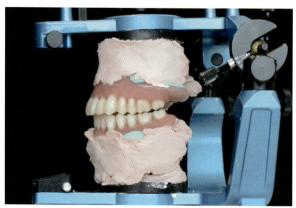

石膏の使用量を抑えて周囲をきれいに整えれば「見た目」はよくなるが，臨床的には，咬合調整中に義歯が外れないことの方が重要である

Chapter 5
咬合調整

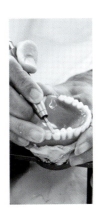

5 咬合調整

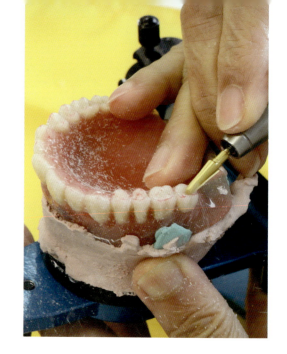

削合の際の注意点

　削合調整の細かな手順に入る前に，まずこの行程での注意点に触れておこう．

　旧義歯をリマウントすると，セントリックで図5-1（黄色矢印）のように，1～2点のみの接触であったり，臼歯部に接触が全くないことは珍しくない．そのような状態から，咬合紙をあてながら咬合器を開閉して，(早期)接触部位を探り，削合する．リマウント調整法は，基本的には「あたるところを削る」作業の繰り返しである．ただ，明確な目的をもった削合の繰り返しである．ここでは，不必要な削合の繰り返しを避けるための原則と注意点を挙げる．

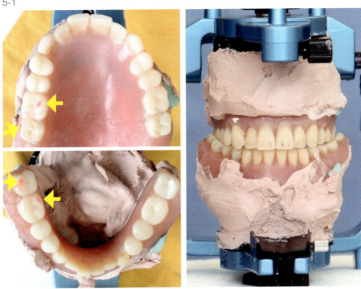

このような臼歯部交叉咬合の義歯では，BULLの法則のような，義歯の削合の教科書的な原則が通用しないことが多い．

　咬合器上での咬合調整に慣れないうちは，咬合紙で接触の有無を確かめ，薄く薄く削る．同じ箇所に咬合紙をあてると，まだ接触があり，また薄く薄く削る．この繰り返しになるだろう．どういう場合，どれくらい，どのように削るかは経験に学ぶところが大きいが，いくつか原則や注意点がある．たとえば，セントリックや側方位，前方位で確立した臼歯部の接触箇所には極力触れないようにするべきである．しかし，多くの場合，セントリックやその他の顎位で確立した臼歯部の接触点も削らざるをえないことが多い．そのような場合には，接触点（小さな面）の一部を残すべきである．そして，どうしても削らなくては先へ進めない場合は薄く削る．

- セントリックやその他顎位で確立した臼歯部の接触点は極力削らない，削らなくてはいけない場合は一部を残したり極力薄く削って調整を進める

ここからは，写真とイラストを交えて注意点を挙げていく（図5-2）．数はそれほど多くないので，削合に入る前に頭に入れておきたい．

5-2

- 咬頭頂は削らない（咬頭頂を削るのはやむを得ない場合のみ）

- 歯の形態を意識してバーを当てる

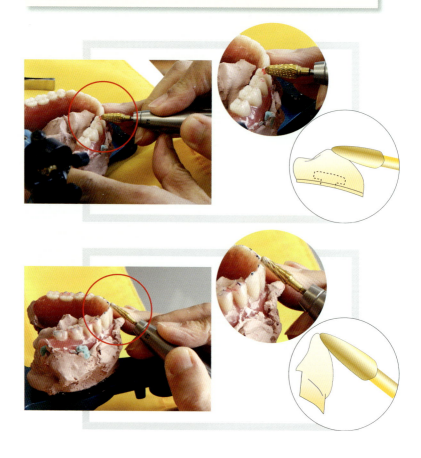

5章 咬合調整

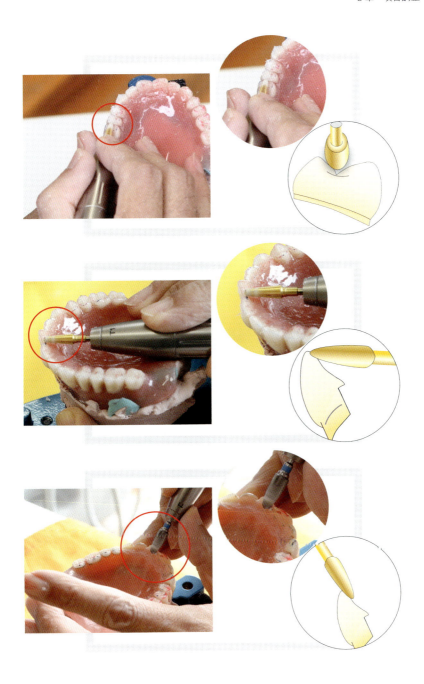

5-3

> 削合する部位にバーを当てやすいように，咬合器ごと動かすこと，特に確立した咬合関係を崩さないために，行程が進むほどに削合の精度を高くすることが求められる

⬇

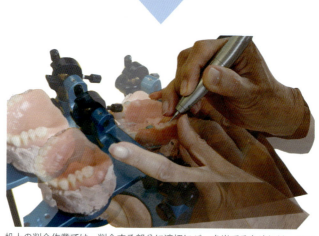

机上の削合作業では，削合する部分に適切にバーを当てるためには，ハンドピースを持つ手を動かすのではなく，咬合器を回し，傾けて削合面を最も適切な位置にもってくる．この写真は，同じ角度から撮影した，下顎左側，右側2カ所および上顎右側の4部位を削合している写真を重ねたもの．

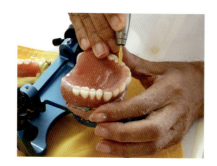
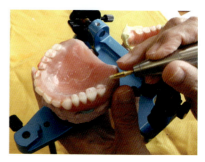

5-4

- 必ず咬合紙を当てて接触点を確認しながら削合を行う
「当たってそうなところを削る」は御法度である

- 窩と咬頭で接触がある場合、基本的には窩を削る

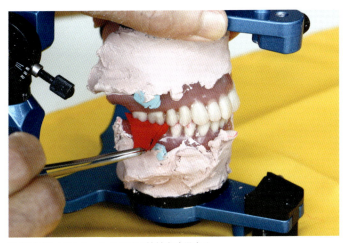

咬合紙に軽くテンションをかけて接触を確認する

- セントリック，側方位，前方位の順に咬合調整し，最後にセントリックに戻したところで再度微調整するが，側方位での調整後や前方位の調整前にセントリックの咬合は再調整しない

咬合調整の基本のながれ

　上記の手順は「リマウント調整法のながれ」（2章）の③〜⑦で簡略に記述した内容と重複するが，総義歯の咬合調整の順序である．

　セントリックでの咬合は臼歯部で片側3点ずつの接触では少ないと感じるかもしれないが，これはあくまで最低限の接触である．実際，セントリックでより多くの臼歯の接触を確保できれば，その後の調整がスムーズに進むことが多い．新製義歯の場合，排列時から両側性平衡咬合を念頭に排列すれば，より多くの接触点を無理なく求められるが，旧義歯をリマウント調整する場合，義歯の形態，上下顎の排列などの制約上，妥協的な咬合関係で調整を進めなくてはいけないケースが少なくない．その中で，上記の条件を満たせば，リマウント調整の最終的な目標である「前歯でかめ，無理なく食事をとれる」が達成できる蓋然性は高くなる．

① セントリック：少なくとも片側歯列（臼歯部）3点以上，両側6点以上での咬合接触を求める

② 側方位（作業側の犬歯部が切端咬合になる位置）：作業側の臼歯部に少なくとも3点．平衡側の臼歯部が少なくとも1点で接触するように削合調整．この作業を平衡側の顆頭球を**1mmずつ**セントリックに近づけながら繰り返す

③ 前方位（中切歯がほぼ切端咬合になる位置）：両側の臼歯部に少なくとも片側1点ずつの咬合接触を求める

④ 通常①で確立した咬合が，②と③の調整で全く触れられずに済むことは少ない．そこで，再度，セントリックで①の条件を満たすよう調整する

⑤ 裂溝の整形

5章 咬合調整

セントリックでの咬合調整

① 少なくとも片側歯列（臼歯部）3点以上，両側6点以上での咬合接触を求める

セントリックでの調整の前には，まず，左右の前方運動調節ネジが「0」になっていることを確認する．

図 5-5A（青矢印は接触点）はリマウント直後の接触である．左側前歯の接触が強く，臼歯部は左側に接触があるかないかというくらいで，咬合紙にはテンションがかからない．ここでの目標は，図 5-5B のように，臼歯部の接触点を増やすことであるため，まず，左側前歯部を削合する．

5-5 A

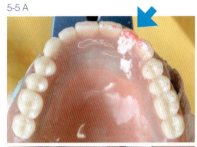

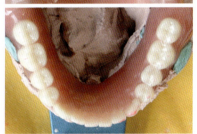

5-5 B

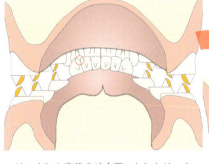

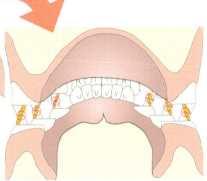

リマウント直後の咬合面：セントリックで1点しか咬合接触がない．右図はセントリック調整後のイメージ

再度，接触を確認すると，臼歯部にはほとんど変化がなかったが，中切歯に接触があった（図 5-6A）．これも削る．これを繰り返し（図 5-6B），臼歯部の接触を増やしていくと，図 5-6D のように両側臼歯部で接触が得られる（考え方は 1 章図 1-2 参照）．上下顎の臼歯部を見ると主に上顎の窩が削られているのがわかるだろう．またこのケースでは，前歯部の早期接触を取

5-6A

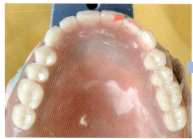

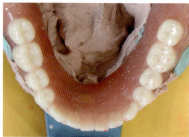

切歯と右側臼歯部に接触があった

5-5B

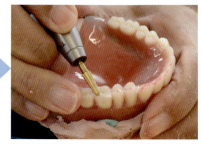

前歯部の強い接触を削除し，右側臼歯部を導く削合

5-6C

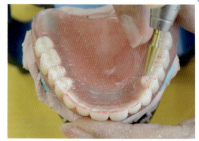

反対側に生じた接触点を削合し，接触を増やす

り除くと，比較的スムーズに両側臼歯部での接触が得られた．

「当たるところを削る」を何度か繰り返すと，接触点が増える．つまり，削る部位も増えることが，図5-6A〜Dからもわかるだろう．図5-6Dで，すでに①の要件は満たしているが，ここでは，さらに調整を加えた（図5-7）．

5-6D
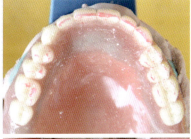
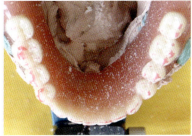
主に上部の窩が削られている

5-7A
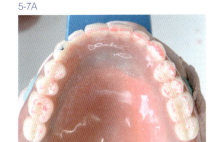
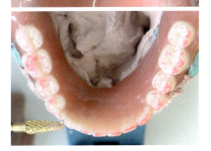

5-7B
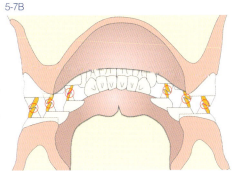

調整後の咬合面と臼歯部の接触
セントリックでの調整後，側方位での削合の前の咬合面．前歯部に咬合紙の印記が残っているが，これは，接触を認めた際に必ずしも上顎と下顎の印記を両方とも削るわけではないので，印記だけが残るということが起こる．

側方位での咬合調整

② 作業側の臼歯部に少なくとも3点，平衡側の臼歯部が少なくとも1点で接触するように削合調整

　側方位での調整は，まず，犬歯部がほぼ切端咬合になるように咬合器の片側の前方運動調節ネジを調節する（通常3mm程度）．義歯の犬歯部を見て，やや上顎犬歯の水平被蓋が残る状態にするのだが（図5-8），このとき義歯から目を離して前方運動調節ネジや顆頭球を見なくても操作できるように咬合器の扱いに慣れる必要がある．もし，咬合器の関節部を見つめて操作することになると，頭で考えなければならず，面倒な操作になってしまう．

5-8

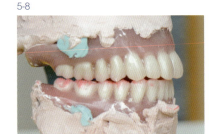

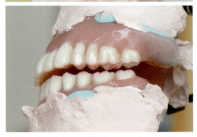

右側方位の上下顎の関係：作業側の犬歯部には若干の被蓋が残っている．この時点では平衡側には全く接触がない．

5-9

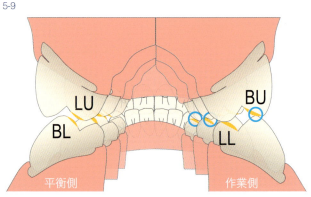

右側方位．調整前の接触状態

この位置で，②作業側の臼歯部に少なくとも3点，平衡側の臼歯部に少なくとも1点の咬合接触を求める．セントリックの調整で印記した接触点が判別しにくいようなら，青色の咬合紙を用いる（図5-10：黒丸）．反対側も同様に調整する．側方位での平衡側の接触は大臼歯，それも最後臼歯が理想的である．これは，3点がつくる平面が大きくなれば，咀嚼時に義歯がより安定し，均等に粘膜に咬合力が伝えられるからである．とはいえ，この平衡側の最後臼歯の接触は，義歯を咬めるようにするための必須条件でも十分条件でもない．結局のところ，咬合調整については，禁忌や絶対的な法則はないに等しく，原則と優先順位を念頭に進めるしかないのである．

図5-8，10はセントリックでの調整後，右側方位での調整前の状態である．右側臼歯部（作業側）に2点接触を認めるが，平衡側には接触がない．さらにここでもセントリックでの削合と同じように，当たっているところ（ここでは青く印記された部位）を削る．図5-11Aでは作業側の接触は十分だが，平衡側に接触がないため，さらに削合を進める．図5-11B（黒丸）

5-10

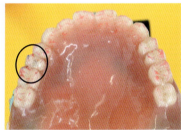

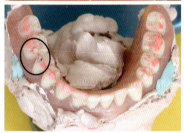

右側方位では平衡側に接触がない．

5-11A

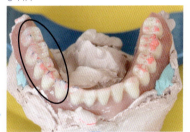

5-11B

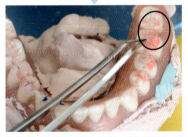

平衡側（左側臼歯部に接触＝青い印記）ができた

のように平衡側の大臼歯に接触が認められれば，この位置での調整は終わりである．

図 5-12A は調整前後の平衡側の側方観の比較である．

前方運動調節ネジを 1mm 戻し（0 に近づけ）顆頭球を固定し，再度，作業側に 3 点，平衡側に少なくとも 1 点の咬合接触を求める．さらにネジを戻す余地があれば，同様に調整する．同じ調整を，反対側でも繰り返す．

図 5-12B は，右側方位での調整後のイメージである．

5-12A

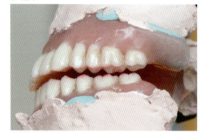
右側方位での調整前の平衡側

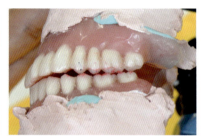
調整後

5-12B

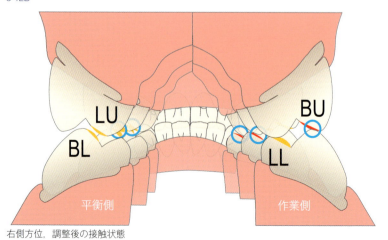
右側方位，調整後の接触状態

前方位での咬合調整

③ 両側の臼歯部に少なくとも片側1点ずつの咬合接触を求める

前方位での調整は，中切歯がほぼ切端咬合になるよう両側の前方運動調節ネジを回す．この場合も前方から中切歯部を見て，両手で両側の前方運動調節ネジを扱うようにすることが好ましい．前方運動調節ネジを同じだけ下げて切端咬合になったところ（図5-13）で顆頭球を固定する．ここで

5-13A

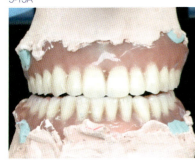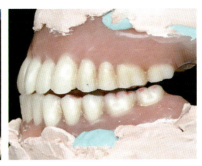

5-13B

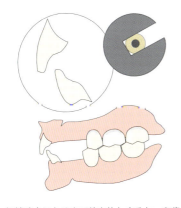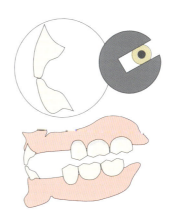

切端咬合になるまで前方位とすると，臼歯は離開する

は軸が左右にぶれるので注意を要する（4章）．この位置で，両側の臼歯部に少なくとも各々1点の接触が得られるように前歯を削合する．矢状顆路角を30°に固定しているので，この前方位では臼歯部は離開している．このため上顎切歯の舌面と下顎切歯の唇面を削合しなければならない（図5-14）．

このとき，できるだけ上顎切歯の切端を落とさないように注意する．前歯部の接触を除去することで，図5-14Aのように上下の義歯の被蓋関係は大きく変わる．

側方位での調整と同様，前方運動調節ネジを1mm（ここでは，両側同量）戻し，削合を繰り返す．

5-14A

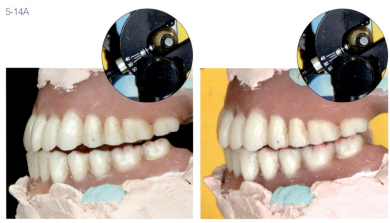

前方位の側貌：左は調整前，右は調整後の咬合関係（顆頭球は固定されたまま）

5-14B

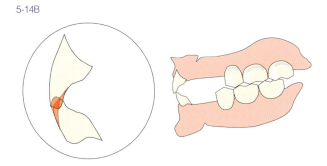

上顎切歯の舌面と下顎切歯の唇面を削合して臼歯の接触を得る

セントリックで再調整

④ 再度，セントリックで①の条件を満たすよう調整する

　切端咬合から1mmずつ戻し，前方位の調整が終わった時点で，左右の顆頭球の位置は「0」，すなわちセントリックに戻っている．そこで，再度咬合紙をあて，図5-15のように臼歯部の接触が認められれば，咬合調整は完了になるが，側方位や前方位の調整過程でセントリックで確立した咬合関係にまったく触れないということは少ない．そこで，再度セントリックの条件を満たすよう再調整する．ただ，ここでの削合はあくまで微調整の範囲に留まるはずである．ここまでで，咬合調整は完了した．

5-15

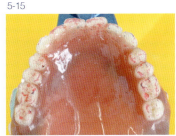
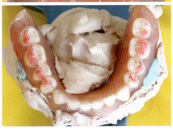

このケースでは，セントリックでの再調整はほとんど必要なかった．接触チェック後の咬合面

咬合器から取り外すまで

⑤ 裂溝の整形

　咬合調整の後は，そのまま咬合器上で裂溝の整形（図5-16）を行う．調整後も裂溝がある場合は，軽くなぞって整形する程度でよいが，咬耗により，咬頭が残っていない場合は，裂溝を形成する．食物の遁路を設けることで弱い力で食物をかみ切れ，義歯や粘膜面への負担が軽減される．

5-16

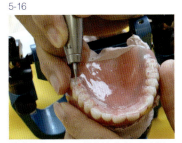

裂溝が残っている場合はポイントを用いて，軽くなぞっていく

最後に，研磨を行う（図5-17）．歯面だけでなく，切削した床の舌側面なども研磨する．指先でざらつきや引っかかりを感じるようであれば，研磨をかける．舌の感覚は指先よりもはるかに敏感であるため，義歯に気になる部分があれば，患者は外してしまうかもしれない．

　さて，研磨のあとは，いよいよ総義歯を咬合器から取り外す．「リマウント」の章（4章）で詳述したが，リマウントの際にアンダーカットの部分に粘土を入れてブロックした，その粘土の部分にマイナスドライバーなどを差し込んで，ゆっくりとテコで義歯を起こすように外せば，義歯床に負担をかけずに，義歯が外せる（図5-18）．

　義歯を清掃したあと，患者さんに装着し何度か上下の歯を合わせてもらう．この時,義歯の適合がよければ「カチカチ」と高い音がする．何より，患者さんが「違う！」とわかる．鈍い音は咬合の調整がそれほどよくない時のサインと考えられる．いずれにしても，フードテストによって，より詳しく調べなくてはいけない．その前に，部分床義歯の調整の注意点についていくつか触れておこう．

5-17

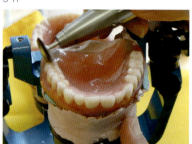

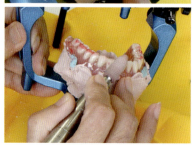

指先でなぞったときにざらつきや引っかかりがないように研磨する

5-18

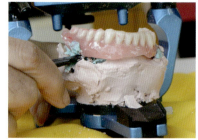

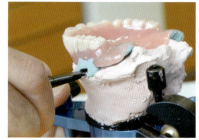

マイナスドライバーを使い粘土の部分に差し込み，義歯床に負担をかけないようにゆっくり外す

部分床義歯の咬合調整

　部分床義歯の咬合調整の行程も総義歯と同様**「咬合調整の基本のながれ」**に準ずる．削合の行程で既出の原則に加えるべき注意点は1点で，"極力残存歯を削らない"ことである．すなわち，義歯と残存歯部（の石膏）の接触がある場合は義歯を削る，ということである．そのため，審美的に問題となり苦慮することがある．

　また，残存歯が少ない場合は，セントリックで残存歯同士が接触することは稀だが，偏心位では残存歯同士の接触は少なくない．この場合，口腔内での削合調整は避けられないため，咬合器上でも石膏を切削する．その際は，石膏模型に印をつけておくとよいだろう（図5-19）．

　総義歯の調整と重複する部分が多いが，削合の過程で「当たる部分」，「接触点の増え方」のバリエーションを示す意味でも，再度，セントリックでの調整の手順を提示する．

5-19

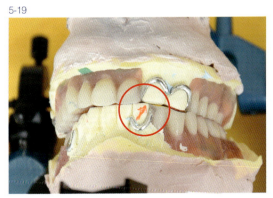

口腔内での切削は避けられないため，咬合器上で削合する際に石膏模型に印（赤矢印）をつけておく

セントリックでの咬合調整（部分床義歯）

リマウント直後ははっきりとした接触点は小臼歯1点である（図5-20；青矢印）。こういったことが珍しくないのは、多くの患者さんは「かめない」ことを主訴に来院するからに他ならないが、この症例では、小臼歯の印記部を切削すると、右側の大臼歯部の接触がはっきりとしてきた（咬合紙にテンションがかかる）（図5-21）。この際、左側の臼歯部には接触はないが

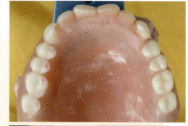

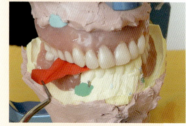

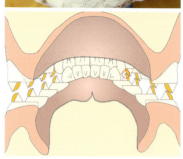

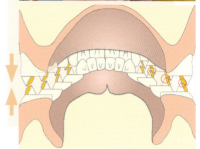

リマウント時の接触点　　　　　　　右側の大臼歯部の接触がはっきりしてきた

図5-20の状態と比べると,隙間は小さくなっているはずである.

図5-21の接触部分を削ると今度は,左側に接触を認めた(図5-22).この時点では,右側の接触はほとんどなくなっている.ただし,右側では一度接触が得られたため,今度は左側を薄く削っていけば自ずと図5-23の完成に近づいていく.その過程で,前歯部(下顎前歯の唇側と上顎の床),が干渉したため,調整後の下顎前歯部に印記が残っている.このように前歯部には接触はないにもかかわらず下顎前歯に印記があるのは,残存歯部は削らないという原則に従い,上顎の人工歯基底部を削ったためである.

5-22

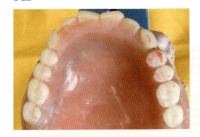

5-23

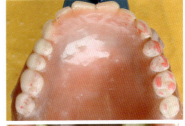

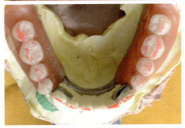

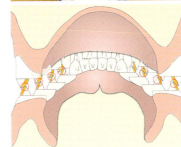

左側に接触を認めた　　　　　　　　セントリックでの調整後の咬合面

側方位と前方位でも総義歯と同様の調整を行う．特に前歯に残存歯がある場合，セントリックでは接触がなくても，側方位と前方位では残存歯と義歯の人工歯や義歯床との接触が多くなる（図5-24）．繰り返しになるが，削合の際，極力残存歯部（石膏）は削らない．これは，咬合器上で咬合調整を完結させるため，すなわち，咬合調整の精度を担保するためである．

下顎前歯部にだけ天然歯が残った部分欠損症例に遭遇することは多いが，総義歯の調整に比べると部分床義歯は制約が多く難しい．

5-24

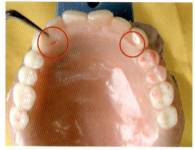

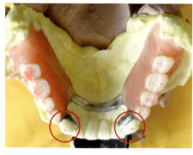

残存歯部と義歯床の接触（赤丸）がある場合は極力残存歯部を削らない．

Chapter 6
フードテスト

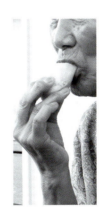

6 フードテスト

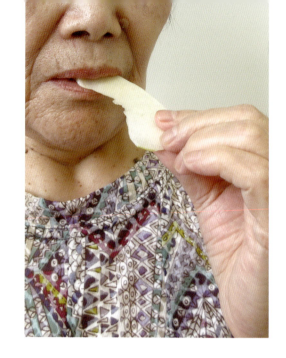

1. 薄切りリンゴからピーナッツまで

限りなく薄くスライスしたリンゴ……かむ記憶の回復

　長い間，前歯でかむ習慣のなかった人は，前歯でかむ筋肉の使い方を忘れているだけでなく，前歯でかむことを怖がって無意識に避ける．そのような患者さんに，自分の前歯でかむ記憶を蘇らせたい．前歯でかむことを怖がっている患者さんやかみ方を忘れてしまったようにみえる患者さんには，限りなく薄くスライスしたリンゴを用いるのがよい．特に高齢で体力が衰えているような人に最初にかんでもらうには，32分割したリンゴ片（1/32スライスしたリンゴ）でも厚すぎる．ここでかめないと前歯でかむことの怖さをそのまま固定してしまうことになりかねない．

1/32, 1/16, 1/8……かむリハビリテーション

　限りなく薄いリンゴをかみ切れたら，次に 32 分割．それがかみ切れたら 16 分割，8 分割と次第に厚いものに挑戦してもらう．紅玉のような果肉の硬いリンゴを高齢の女性に試してもらう場合には，32 分割から 16 分割にせず，その中間を設けるくらいの慎重さが必要である．16 分割のリンゴをかむと，みずみずしく，かみ切ったときに果汁が口の中にはじける．この快適な経験は，前歯でかむことを怖がっている患者さんに勇気を与えるだろう．16 分割がしっかりとかみ切れれば，もうかむリハビリテーションには成功したと考えてよい．あとは，慣れと筋力の回復によって自然に改善する．筋力と咀嚼リズムの回復には，必要に応じてある程度硬いガムを使ったトレーニングが効果的だろう．

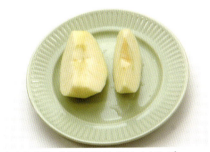

左から 1/8, 1/16 にスライスしたリンゴ

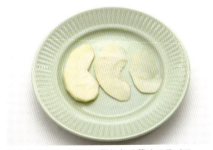

左から 1/32, 1/64, 限りなく薄くスライスしたリンゴ

ピーナッツ

前歯で1/16にスライスしたリンゴがかみ切れれば、ピーナッツを前歯でかむことができる．しかし、多くの人は、何十年もピーナッツを前歯でかんだ記憶がないので、きちんと「前歯でかみ切ってください」と指示しなければ、奥歯に放り込んでしまう．術者が指でもって前歯でかむ仕草をしてみせるとよい．

ピーナッツをかみ切ると音がして破片が口の中にはじける．かみ切る音は、顎の骨を伝って聴覚を刺激すると同時に周りの人にも聞こえる．介護者や同伴者がいる場合には、この段階ではぜひ、同席して観察してもらうようにする．普段を知っている介護者や同伴者は、きっと驚くだろう．そしてその驚きは、患者さんのプライドをくすぐるに違いない．

リハビリテーションは、患者さんをとりまく人々がそれを支え喜ぶことによって、レベルアップしていく．初回にピーナッツをかむときには、家族や介護者、歯科医師だけでなく、義歯にかかわった歯科技工士、歯科衛生士、助手、受付など、その場に居合わせることのできる人に注視してもらうことが望ましい．

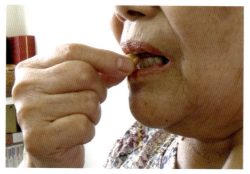
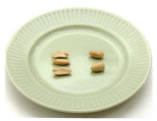

リハビリテーションの客観評価

ここまでのフードテストは，主に前歯でかみ切る記憶の回復という意味でのリハビリテーションである．リハビリテーションという意味と併せて，かみ切る能力の客観評価をしておきたいので，テストフードは規格化しておきたい．初診時あるいは調整前に，1/32リンゴスライスが容易にかみ切れたか，1/16リンゴスライスに苦労したか，ビデオ記録か，それがない場合にもサブカルテに記録しておく[注]．

義歯の新製後，リマウント調整後に同じテストフードを用いて調べることにより比較ができる．ビデオ記録があれば，患者さんとともに改善を確認できる．

多くの患者さんはかめるようになるとかめなかったときのことを忘れてしまうものなので，折りをみてビデオ記録を見てもらうことも患者さんの協力を得るために効果的だ．

補綴処置による機能回復の客観評価は，Yurkstas ら[5]によって提唱され，わが国でもさまざまな工夫があったが今日に至るまで定着していない．もっとも簡単でリハビリテーション効果を伴うフードテストを行うべきである．

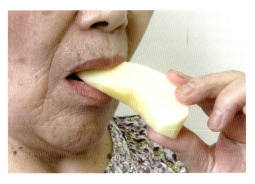
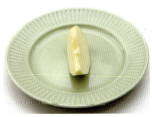

注) 調整前のフードテストは調整の効果を検証するうえでは重要である．とはいえ，患者さんとの信頼関係ができあがっていない，準備する余裕がないなどの事情から，定着のハードルは高いだろう．自身の手抜きの検証のために，ぜひ一度実践してほしい．

5) Yurkstas, A., H. Fridley, and R. Manly. "A functional evaluation of fixed and removable bridgework." The Journal of Prosthetic Dentistry 1.5 (1951): 570-77.

前歯による把持，かみ切りから咀嚼相へ

　薄切りリンゴからピーナッツまでのフードテストを単純な検査と考えて医療スタッフが指でつまんで与えるような例をみることがあるが，患者さんの意欲を引き出す目的のリハビリテーションで，患者さんを受け身に追い込んでしまったのでは目的を見失ってしまう．患者さん自身が，薄切りリンゴを指でつまんで，自分で口に運ぶという主体的なプロセスが重要である．視覚，指の触覚，嗅覚によって食べ物を認識して初めて容易に前歯で把持できる．前歯で大きさや硬さを知覚できないと，かみ切る動作には移れない．自分でかみ切ることができれば，これを口の中に送り込み，舌によって臼歯の上に運び，咀嚼して咽頭に送り込み，口腔内を陰圧にして嚥下する動作が無理なく引き起こされる．

　自分の指でつまむ（さらに高度にはスプーンですくう，さらには箸でつまむ）ことから，咀嚼嚥下リハビリテーションは始まる．

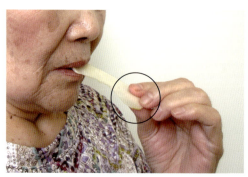
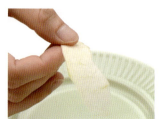

咀嚼評価をしない嚥下評価は無意味

　摂食嚥下リハビリテーションが，診療報酬として評価されるようになった結果，VF（嚥下造影検査）やVE（嚥下内視鏡検査）による嚥下機能の検査が頻繁に行われている．中枢神経系に原因のある嚥下障害の場合には，その障害の程度を知るために検査が必要なことはあるが，竹内[6]によれば嚥下は食べものを口に運んで咀嚼し，食塊の物理的性質を口腔粘膜で感じ取って始まるもので，咀嚼のプロセスを無視して成り立つものではない．嚥下造影検査は，エックス線を照射しながら，バリウムの入った模擬食品を口から食べて観察するもので，十分な咀嚼をさせずに呑み込ませるような誤った検査で判定していることが多い．嚥下内視鏡検査は違和感が強く，自然な咀嚼と嚥下の一連のプロセスを評価しにくい．嚥下機能は，普通食を咀嚼してもらい，そのうえで評価すべきで，多くの場合，聴診器を頸部にあてた聴診で十分に評価できる．嚥下機能の回復にとってもっとも重要なことは咀嚼機能の回復であることを理解すべきである．

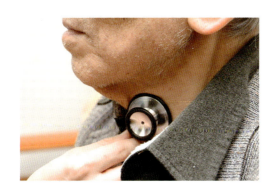

6) 竹内孝仁. 新版 介護基礎学——高齢者自立支援の理論と実践. 医歯薬出版, 東京, 2017.

2. いなり寿司と鶏肉

いなり寿司か海苔巻きか，どちらでもいいが
──── 主客の転倒

　ピーナッツが前歯でかみ切れたら，次は大きなものに挑戦してみたくなる．一口大よりやや大きく，かみ切りの要素もあるものが適切である．テストフードは，衛生管理がしやすい，容易に入手できる，短期間の保存が可能なものでなければならない．そこで筆者は，コンビニエンスストアで販売されている「いなり寿司」か「太巻き」を用いている．おにぎりでもいいが，海苔が乾燥しているおにぎりは難度が高い．ここでも評価を客観化したいので，検査のたびに違う食品を用いるのではなく，できるだけ同じ食品を用いる．

　大きく開口して前歯でくわえ，そのまま一気にかみ切れることを評価する．いなり寿司のいなり，海苔巻きの海苔が少しかみ切りにくい．食べるものが大きくなったので，一口では終わらない．患者が，どこで食べにくそうにしたかを詳細に観察する．手で引っ張ってちぎったか，きれいにかみ切ったかを観察する．

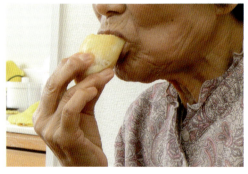
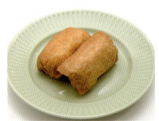

この日常的な食品を用いて咀嚼能力をテストすることには，大きな意義がもうひとつある．日常的な食品を用いたとき，**フードテストは歯科医師が患者をテストするのではなく，患者が義歯を評価するテストに変わる**．主客が転倒するのである．

この転倒を促すように，声がけすることがポイントである．

「かめますね」ではなく「かめますか？」絶対に「問題なくかめていますね」などと先走りして決めつけずに，「どこか具合の悪いところはありませんか？」と尋ねるべきである．かめるかかめないかは，患者の主観的な要素が大きいので，術者は謙虚にならなければならない．食べ方を指示してしまうことがあるが，ここではすきなように食べてもらって食べにくさを観察する必要がある．初学者は，何も考えずに謙虚になれるが，熟練して自信がつくと，つい患者の評価を待たずに「かめますね」と自分で断定してしまう．

この主客の転倒を，術者の遠慮やサービス精神で推奨していると勘違いしている人が多いが，これは違う．たとえば，口腔衛生指導で，患者さん自身が自分で自分のブラッシングを評価し始めたときに初めて動機づけられるように，リハビリテーションも患者さん自信が「自分が主人公だ」と感じたときに大きく前に進む．

リハビリテーションの主役の地位を得た患者さんは，たとえ義歯に大きな問題があっても，クレーマーからアドバイザーに変わるだろう．

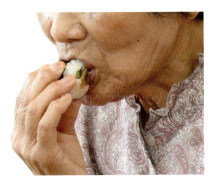
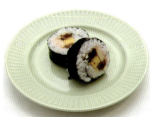

ローストチキンとリンゴの丸かじり

　ここまで来ると，フードテストは患者にとってワクワクする挑戦になる．どんな控え目な人でも，心の中には何かに挑戦したい意欲をもっている．若かったときのように美味しくものを食べたいという欲もある．そこで，筆者はローストチキンとリンゴの丸かじりを勧める．これは検査ではないので，結果の如何は重要ではない．家族，介護者とともに大いに期待し，努力をほめ，楽しむことを大切にしたい．

　ここでは高齢者が，久しく経験したことのない食品を選んでよい．ローストチキンとリンゴは入手しやすく，好まれやすいが，他のものでも，若かったころを思い出させるような食品が好ましい．ただし，医療提供者の手前勝手な挑戦にならないように注意が必要である．あくまでも挑戦するのは患者であって，術者ではない．自身を回復した患者さんが，自分で食べものを持参して食べてみせてくれることがある．

　咀嚼能力が回復したはずの人でも，その人自身が「かめる」ことを自覚しない場合には能力が発揮されないことがある．術者が何らかの計測値によって「かめる」ことを確認したとしても，患者さん自身にフードテストで回復を実感してもらうまではリハビリテーションのゴールではない．

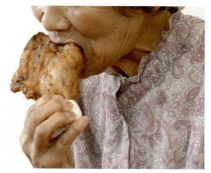
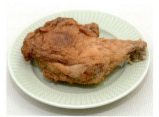

おいしく食べる生活のリハビリテーション

　薄切りリンゴに始まるフードテストは，最終的にはおいしく食べるリハビリテーションにまで到達してゴールになる．これは，患者さんが自分の生活を取り戻すためのリハビリテーションのプロセスである．医療機関で準備ができるなら，患者さんの「回復したら食べたいもの」を用意しておき，それを試すことを勧めたい．この部分は，患者さん自身が自宅で挑戦し，それを教えてもらうというやり方でもいいだろう．

　リハビリテーションの目標は，医療側としては客観的な指標をもつべきであるが，**患者さんにとっては患者さんの生活の中にゴールがある**．それは医療側にとって 50 点の不十分な目標かもしれない．患者さん自身が常識の殻に囚われていることが多いので，患者さんに可能性を気づかせる努力は必要である．しかし，あくまでも患者さん自身の目標を尊重すべきである．

　そのため，初診時に食べ物の嗜好を聞いておくべきだろう．それによって，どの程度の咬合力を必要としているか，どのような咀嚼習慣をもっているか，ある程度推測できる．そして，そこをゴールにして，**施術者と患者さんと家族がいっしょになってリハビリテーションを進めることが望ましい**．

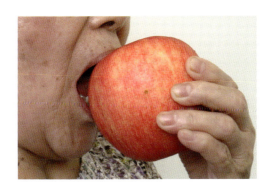

補綴歯科医療のもっとも重要な入口であり出口
─── フードテスト

「リンゴとピーナッツを食べさせるだけのことだろ」
　たしかにフードテストは，高度な機械も知識も必要としない検査である．しかし，ここに示したように，補綴処置という機能回復治療では欠かすことのできないプロセスである．単冠でも部分床義歯でも，補綴処置の術前術後には，機能評価は欠かせない．
　ここで示したように，薄切りリンゴに始まるフードテストは，

① かむ記憶を回復させる
② かみ切れる自信を回復する
③ 咀嚼の訓練を教える
④ 咀嚼能力を客観評価する
⑤ リハビリテーションの主人公であることを自覚してもらう
⑥ 食べられる常識の殻を破って挑戦意欲をかきたてる
⑦ 患者自身がかめることを実感し回復を自覚する
⑧ おいしく食べる生活の喜びを回復する

そしてベッドの上にいた人は，ベッドから車椅子に，車椅子だった人は立ち上がり，ひとりで食べていた人が食卓を囲み，快活に談笑する喜びを回復する…
というように豊かな可能性をもっている．

Chapter 7
症例報告

症例提供者
尾崎 洋美
高森 亜矢子
西田 哲也
吹譯 浩史
藤井 元宏
元島 道信
湯川 博之

本章の「動画」については，各症例のトップページに記載されているQRコードをスマートフォン等の端末で読み込み，リンク先でご覧下さい．なお，QRコードリーダーは，無料でダウンロード可能です．パソコン端末からも生活の医療社ウェブサイト（http://peoples-med.com/kamitsuki-case-report/）にてご覧いただけます．

QRコードは（株）デンソーウェーブの登録商標です

Case Reports

わずか一度のリマウント調整で得られた信頼関係

尾崎 洋美

症例概要

患者：85歳，男性　Aさん
主訴：痛くて食事ができない
所見：上顎は総義歯，下顎は部分床義歯（残存歯：3 2）

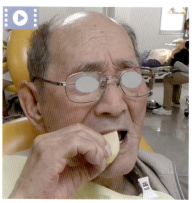

動画1　咬合調整前フードテスト「硬いモノは痛くてかめない」

調整前フードテスト

　調整前のフードテストでは，リンゴのスライス（1/16）は一応かみ切れるものの，上顎義歯が落ちて，奥歯ではかめず，ほぼ原形のままであった．また，ピーナッツを試してもらうようお願いすると，Aさんは当初は「右は痛くないからかめるかもしれない」といっていたが，実際にかもうとしてみると「痛い」と訴え，全くかめない状態だった．Aさんは，**動画1**にあるように「硬いモノは痛くてかめない」ので「最近はほとんど毎食細かく切った野菜と卵を入れた雑炊を食べている」とのことであった．

リマウント調整

　図1はセントリックバイトを基準にマウントした義歯の咬合調整前の正面観である．一見，重大な咬合不正があるようには見えないが，咬合紙をあててみると（図2），Aさんが比較的かみやすいといっていた右側は 6 部を中心にある程度接触があるものの，左側は 6 部，6 部 の頬側部1点での接触のみであった（青矢印）．咬合調整後（研磨前）の咬合面（図3）を見て

7章 症例報告

わかるように，左右上下の臼歯部に加え，残存歯 3 2| の対合歯である上顎右側の前歯の舌側面を大きく切削している（上顎右側前歯は，側方運動時に接触する）（黄色矢印）．前歯部の切削により切端部が鋭利になっているが，最近のレジン歯はそう簡単にはチッピングしないので，これは十分許容範囲である．術者は当時，経験が浅く，下顎前歯の残存歯もあったために，咬合調整時は半信半疑で，フードテストの結果には不安があった．

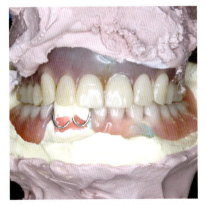

図1 セントリックバイトを基準にリマウントした義歯の咬合調整前の正面観

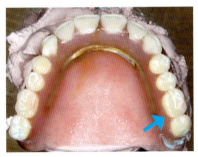

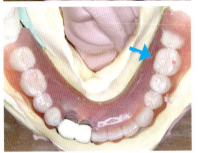

図2 咬合調整前の咬合面

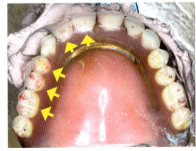

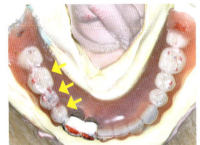

図3 咬合調整後（研磨前）の咬合面

調整後フードテスト

Aさんに，調整後にフードテストを勧めると，リンゴのスライス（1/32）は一切れをすぐに食べ終わり，急ぐように次の一切れ（1/16）を口にした．右がみの癖は残っているが，しっかりとかみ砕けている．さらに厚いスライス（1/8）は，かめるところを探しながらになったが，残存歯部ではかみ切れた（**動画2**）．

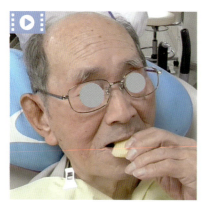

動画2 咬合調整後フードテストをするAさん

まとめ

Aさんは，固形の食べ物をかむと痛みがあったため，雑炊ばかり食べており，栄養不良で医師から食事指導を受けて野菜ジュースを飲んでいた．リマウント調整待ちの間に，リュックいっぱいのかなりの量の食材を買い込んできていた．義歯治療への期待もあったようだ．後日，「久しぶりにおいしくご飯を食べることができました」と医院に電話で連絡があった．再来院時は，普段の生活や食事の様子を自分から笑顔で話し，わずか一度のリマウント調整だったが，Aさんの食生活が改善し，結果として，信頼関係が生まれた．

Case Reports

抜歯後，リマウント調整し，新義歯製作に至る
——「こんなものが食べられるようになった」

症例概要

患者：83歳，女性　Bさん

主訴：2|1 の根っこが残ってるところが腫れて痛い

所見：上顎総義歯，下顎部分床義歯（7| 残存），残根（2|12），リマウント調整前に 21|2 を抜歯した．顎堤の吸収も顕著で，広範囲にわたってフラビーガムを呈していた

背景：前医にはとてもよくしてもらったが，それでも痛くてたまらなかったので当院に通院していた息子さんの勧めで来院された．食べるとビキーンと響いて食べられなかったと言われていた．全身状態は比較的良好だが，1人で歩くのには不安があり（特に階段）いつも息子さんに付き添われ，来院されている．

調整前のフードテスト

フラビーガムの影響か，顎を側方に動かすと顎堤ごと揺さぶられて上顎義歯が落ちる．

調整前もリンゴの 1/32 スライス（**動画 1**）は前歯でかみ切れていたが，「どうしても痛い」という |2 を避けて右側の臼歯部寄りでかむ癖がある．

リマウント調整

抜歯直後ということもあり，新義歯製作を前提に，即時重合レジンで増歯した．調整前は，セントリックでは 7| 部，|7 部のみの接触であった（図 1）．図 2 は調整後の咬合面．

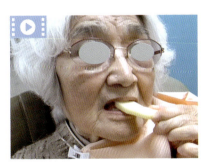

動画 1 咬合調整前のフードテスト

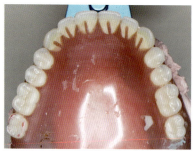
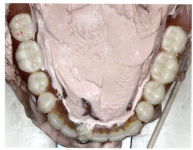

図1 咬合調整前の咬合面

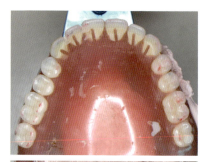
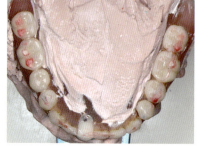

図2 咬合調整後の咬合面（研磨前）

調整後フードテスト

　側方運動時の上顎義歯のがたつきは改善している（**動画2**）．調整前にかみ切れなかった厚めのリンゴがかみ切れるようになった．ただし，海苔巻きの海苔はすんなりかみ切れず，少し引っ張りながらちぎるようにして食べていた．煎餅は，普段の癖か「上を向けると食べやすい」といいながら，上下に捏ねるようにして割っていたが，捏ねずに前歯だけでかみ砕くことができた．

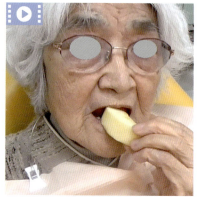

動画2 咬合調整後にフードテストをするBさん

新義歯（2カ月後）

抜歯窩の治癒を待ち，初診から2ヵ月後，新義歯を装着した（図3）．

動画3は新義歯セット2ヵ月後である．この時は，Bさん自ら「最近はこんなものが食べられるようになった」と柿の種，ピーナッツ，小魚のミックス菓子を持参して食べるところを見せてくれた．前歯でかむことにも慣れてきたようで，海苔巻きも楽に食べられるようになっていた．時折上顎が落ちそうになることがある（ミックス菓子を食べる際）が，Bさんは気にしている様子はない．

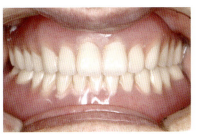

図3　セントリックバイトを基準にマウントした義歯の咬合調整前の正面観

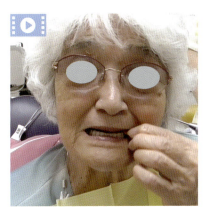

動画3　新義歯装着後2カ月のフードテスト

まとめ

このBさんは，息子さんの仕事が休みの日や夜勤明けに付き添われて来院するが，何軒も病院を回るなど，息子さんも献身的に尽くして待合室でぐったり寝ていることもある．長時間待たせることや，2度の来院が負担になると考え，また，Bさんは「食べるのに全然困ってない，なんでも食べられる」と言ったこともあり，再度の調整は保留している．痛みが出てきたり，食べにくいと思われたら一度預かって調整することを予定している．より良くかめるように手助けをするのは歯科医師として当然の務めと思いつつも，Bさんの訴えがない現時点では，Bさんの都合を優先しようと考え，現在も数カ月ごとに来院されるが，経過をみているところである．

Case Reports

リマウント調整で
忘れていた咀嚼を思い出す

高森 亜矢子

症例概要

患者：89歳，男性　Gさん
主訴：Gさん本人に主訴はなく，以前から当院に来院している夫人（84歳）に促されての来院であった．
夫人の訴え：ずーっと食べ物を口に入れていて，食べるのに時間がかかる．主食はお粥，リンゴは摺り下ろし，野菜は「クタクタになるまで」煮込む．豆類,漬物,果物は食べさせられない．

初診時口腔内所見

装着している義歯以外に4セットの総義歯を持参し（図1），気分によって使い分けるという．口腔内を診たところ，義歯の安定を得るための苦肉の策か，痛みがあったためか，下顎義歯床下からひも状のガーゼが見つかった．このようなケースでは，現状を患者と共有するという意味でもフードテストが有効である．

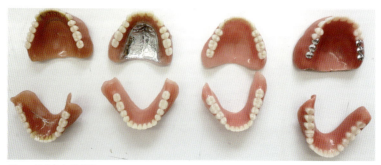

図1　持参した総義歯

調整前フードテスト

　Gさんは,「何でも食べられる」というが,夫人が心配していたので,ピーナッツを食べてもらうことにした(**動画 1**).すると上下の義歯を開閉口させてカチカチと音をさせるが,ピーナッツを舌の上で転がすだけで,かもうとしない.Gさんは,カチカチと音をさせて,咀嚼の動作を演じているが,かんで食べることを忘れているかのようだった.歯の上にピーナッツを載せてかむように促すと,言われたとおり歯の上に載せるものの,やはりかまない.「痛くない」と言いながら,ピーナッツを歯に載せることができない.2分ほどカチカチいわせ続けて,不意に錠剤を飲むように首を起こして,ピーナッツを飲み込もうとするが,うまくいかない.「少しかみづらそうですね」と声をかけると,Gさんも徐々にかめてないと言われることに納得しはじめた.普段の食事の様子を夫人に尋ねると,よくぞ聞いてくれたという感じで夫人の訴えが始まった(「夫人の訴え」に記載).

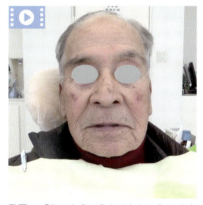

動画1 「何でも食べられる」というGさんだが,フードテストをしてみたところ‥‥

リマウント調整

　そこで,①美味しく何でも食べてもらう,②夫人の食事介助負担を減らす,ことを目標に,旧義歯のひとつをリマウント調整することにした.新義歯の製作でなくリマウント調整にした理由は,①慣れている義歯で即効性を求める,②高額の義歯(金属床やブレードティース)であっても,食べられないものは不良義歯で,入れ歯はまずはかむためにあることを理解してもらうことを期待したためである.咬合調整用ワックス(バイトワックス:ジーシー社)でセントリックを採得してリマウントすると,左側の小臼歯部1点しか接触していない(図2:青矢印).義歯を預かり,リマウント調整法によりバランスドオクルージョンを付与した(図3).やや水平的被蓋が大きかったので,上顎前歯舌側にわずかにレジンを添加した.

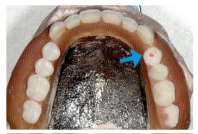
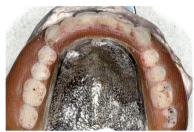
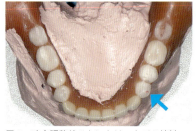
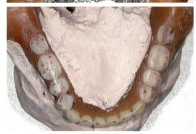

図2 咬合調整前のセントリックでの接触
左側の小臼歯部1点しか接触していない．

図3 咬合調整後の咬合面
セントリック，左右側方および前方でバランスドオクルージョンを与えた．

調整後のフードテスト

翌日，調整した義歯を装着してピーナッツを渡すと，最初は首を起こして食べる癖が残っていたが，ごく自然にパリパリとかみ，首を起こさずに飲み込んだ．稲荷寿司，リンゴ薄切りを試すと，ときどき前歯でかむ癖が出るが，奥歯ですり潰す動きも認められた（**動画2**）．かむことを促さなくても自然にかむ動作が復活した．「リンゴは摺ってばっかりよ」と言っている夫人が，リンゴを食べる様子を見て「（摺り下ろす）手の要いらんごとなった」と喜んだので，「食事介助の負担を減らす」目標はクリアしたと考えた．

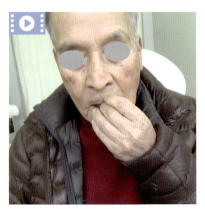

動画2 咬合調整後，躊躇なくピーナッツをかみ砕く

調整1週間後のフードテスト

1週間後，たくあんを差し出すとバリバリ軽快にかんで食べた．本人は，食べられるようになっても，当然といわんばかりで，あまり表情を変えないが，夫人が「ほら，調子よかやん．なんやかんや，食べられるけん，よかね」などと囃されて幾分微笑む（**動画3**）．

術者の問いかけに相槌を打ち，自分からこれまではみかんをかむことができずに吸っていたと話しはじめる．帰りに今日は漬物を買って帰ろうと二人で話していたのが微笑ましかった．

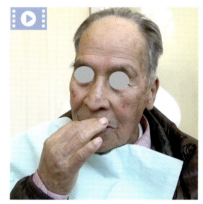

動画3 咬合調整1週間後のフードテスト

まとめ

長い年月，義歯を何度つくり直しても不具合を感じる，痛みを感じそうでかむことができず，次第に入れ歯はかめないものと思い込んでかむ動作をしなくなったものと推測される．「かめない」「食べられない」という自覚はなく，本人は不都合を感じていない．義歯の場合も「かむ」という動作は，かんだ時の感覚があって初めて成り立つが，**動画1**から，痛みを避けるうちに，舌と頬と下顎との自然な連携ができなくなってしまった様子がうかがわれた．リマウント調整後のフードテストで，食べられることに気付き，家に帰って食生活が一変したらしく，「あと4，5年は生きらんばけん，もういっ

こ作ろうかな．先もなかけん早く作ってよかね」と，新たな義歯をつくることについて夫人に相談したという．また翌日には，Gさんから紹介を受けたという別の患者が来院した．

総義歯症例においては，患者さん自身は必ずしも自分の咀嚼能力を把握していないケースや，ある程度自覚があっても「食べられない」ことを訴えないことがある．患者さんが家族や介助者に付き添われて来院した場合，フードテストの際，食事の世話をする人に同席してもらうことで，より具体的に「何をどれくらい食べられるか」を共有できると，食べるリハビリテーションに効果的であると感じた．

Case Reports

「先はない」という高齢者でもかめると食べる意欲が湧く

症例概要

患者：92歳，女性　Hさん

主訴：Hさん本人の主訴はなく，家族に付き添われて来院

背景：家族はHさんが施設に入ってからは月に一度の外泊（帰宅）時以外は食べるところを見られないので，しっかり食べられているか，義歯に問題がないかみて欲しい．家族によると「死にたい」が口癖で，歯科医院へも「先はなかけん，行かんでよか」と言っていた

全身所見・既往：40年来の糖尿病で，そのためか右目の視力はなく，末梢神経障害で震えがある．歩行には介助が必要（**動画1**）で，右耳はほとんど聞こえない

口腔内所見：上下顎とも総義歯を装着

調整前のフードテスト

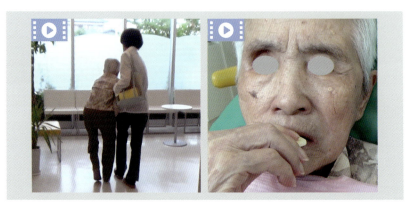

動画1　歩行の様子および咬合調整前のフードテスト

7章　症例報告

前歯で軽い煎餅をかみ砕くことはできているが，上顎前歯は安定しておらず，前歯でかみ込む度にグラグラしていた（**動画1**）．

フードテストで食べ始めると，それまでと雰囲気が変わり，自分から「食べてよか？」と話すように，食べることへの意欲は失われていない様子がうかがえた．

リマウント調整

セントリックバイトを採り，リマウントし，咬合紙を使って印をつけたところ，左側の最後臼歯部1点のみで接触が確認された（図1, 2；青矢印）．

リマウント調整法により，バランスドオクルージョンを付与した．

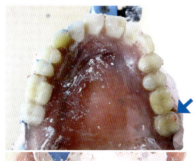
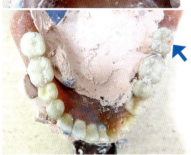

図1　咬合調整前の咬合面（セントリック）

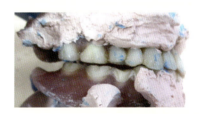
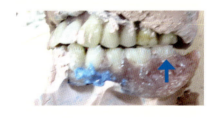

図2　咬合調整前の側面（セントリック）

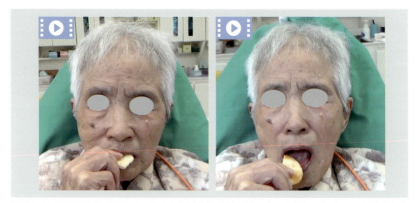

動画2 咬合調整後フードテスト：半分の煎餅を食べ終わると，もっと欲しいと言い，一枚完食した

調整後フードテスト

　調整前と同じ煎餅を食べてもらうと，口に入れてすぐ「美味しい」と言い，渡した半分の煎餅を食べ終わると，もっと食べたいといわれ，調整前よりもさらに食べる意欲が増したようにみえた．Hさんは「ようかまるっよ」といい，「100（歳）まで生きらんばらん（100歳まで生きようかな）」と話していた（**動画2**）．また，来院前は月に1度の外出時の昼食には，うどんを希望していたのが，この時から，お寿司を希望するようになったとのことである．

再来院時の新義歯製作（半年後）

　介護施設で，二度義歯を落として割れてしまったため，再来院し，新義歯を製作した．この時には，半年前の来院時と比べ全身状態がかなり悪化していたため，印象採得や咬合採得が非常に困難で，Hさんの負担も大きかったと思われる（図2）．高齢になる程，リマウント調整が重要性を増すことを再確認した．

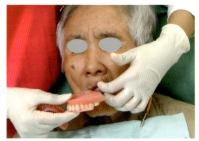

図2　セントリックバイト採得の際のコミュニケーションも以前と比べ，難しくなっていた

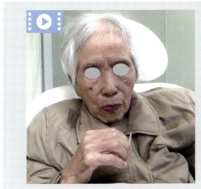 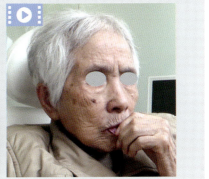

動画3 新義歯調整後フードテスト：小魚とピーナッツと漬け物を平らげた

フードテスト（新義歯リマウント調整後）

　テストフードを口に運ぶ動作は，以前と比べゆっくりになっていたが，食べる意欲は衰えていなかった（**動画3**）．ピーナッツや小魚という固い物をテストフードとして提供してしまったが，Hさんは前歯と奥歯でしっかりとかみ，食べた後は「美味しかった」とはっきりと伝えてくれた．薄く切ったお漬け物は，前歯でかみちぎることはできなかったものの，しっかりと前歯でかんで手で引きちぎり，食べやすい大きさに調節することができた．一枚食べ終わると，お皿に残ったもう一枚も自らすすんで手でつかみ口にした．食べ終わってから付き添いの家族と「いま食べたのは」と確認しても「なんかようわからん，固かった」と答えたものの，コリコリと音を立ててかんでいることから，かみ応えを確かめるようにかんでいるようであった．

―――― まとめ ――――

　患者さんの負担も少ないことから，高齢になるほど既存の義歯のリマウント調整法は有効になるだろう．本症例のように全身の衰弱が進んでも，また，Hさんのように「先はない」から歯科医院にかからなくていいというHさんのような高齢者でも，いざ食べ物を前にすると食べる意欲が失われていないことがわかる（あるいは，義歯の不調が解消されれば，食べる意欲が回復することが多い）．このような場合も，リマウント調整法の適応であると確認する機会となった．

Case Reports

退院直後からフードテストを繰り返し，9カ月後自らリンゴの丸かじり

症例概要

患者：81歳，男性　Kさん

主訴：痛みはそれほどないが，義歯がはめられずに困っている

背景：脳梗塞で半年間入院していたKさんは，自宅から1時間かかるにも関わらず，退院の当日に来院した

全身所見：右手に麻痺があり，右半身の動きにもぎこちなさがある．退院までの半年間のリハビリ，歩行訓練や手足の運動は一所懸命に取り組んでいたとのことであった．歩行時，特に方向転換の際は介助が必要であった（**動画1**）

口腔内所見：下顎の総義歯は浮きやすく，上顎前歯部のブリッジの支台歯，特に |1 の動揺は著明であった（図1）

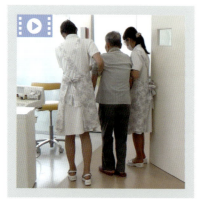

動画1　歩行には介助が必要であった

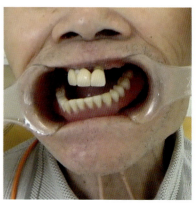

図1　上顎前歯はグラつき，下顎義歯は浮くため，調整前のフードテストは行わなかった

7章 症例報告

治療計画と治療経過

　Kさんは急患で来院し，抜歯を希望しておらず，また，退院当日であることを考慮し，ブリッジの歯冠部分を切除し，追補を行い総義歯形態にする計画を立てた．

　実際は，2| の歯冠部切除の際に，|1 が自然脱落した（図2）．2|は歯根を残したまま，義歯の21|1 部は追補し口蓋部の隙間もレジンを補填して埋め，総義歯形態にした（図3）．この日はこの修理義歯をリマウント調整して対応し，新義歯は，Kさんの全身的機能の回復や総義歯への慣れを考慮しタイミングをみて製作することにした．

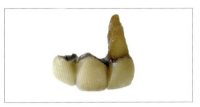

図2　2|の切除時に脱落した|1とブリッジ

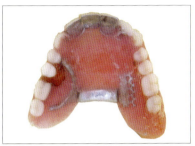

図3　咬合調整前の咬合面（セントリック）

リマウント調整

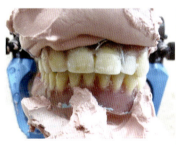

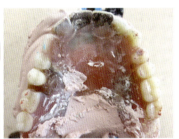

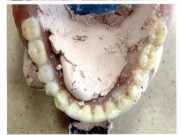

図4　調整前の義歯（セントリックマウント）：修理義歯であるが，臼歯部，特に左側は意外に接触がある．石膏（キサンタノ）の扱いがあまりにも粗雑だが，咬合調整中に外れないように，石膏を多めに盛りながら一人でマウントする時などは，このようになってしまうことが少なくない．

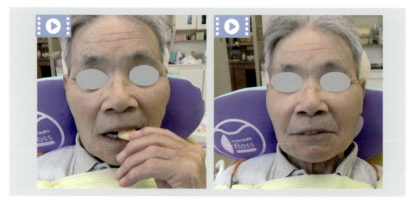

動画2 咬合調整後フードテスト：口元に不随意運動がみられる．前歯ではかみ砕けないが臼歯ではしっかりとかめている．少し安心したのか，煎餅を食べた後は笑みがこぼれた

調整後フードテスト

　リマウント調整後のフードテストでは，慣れない総義歯の上に，リベースも不十分であることから，柔らかい軽い煎餅を慎重に口へ運んだ（**動画2**）．前歯でかみ砕くことはできず，不随意運動もみられるが，ひとかけら食べた後は少し安心したためか，笑みがこぼれた．義歯の治療でリマウント調整をする際は，ある程度前歯でもかめるようになって欲しいと考えるが，この時点では，義歯に慣れてかむこと，食べることへの抵抗や不安を取り除くことを主眼に置いている．

　声は大きくは出せないが，視線はしっかりしていた．

リマウント調整1週間後のフードテスト

　ブリッジを追補しているため，前歯部が重くなっており，アンバランスな義歯ではあるが，ある程度の時間開口していても，落ちたり浮いたりしてこないことから，この時点では吸着にも大きな問題はなかったと思われる（**動画3**）．1週間の生活で，かむことへの不安が和らいだためか，前回より口への運びは早くなった．結局，術者が手で持って割ってしまったが，Kさん自身は前歯でクラッカーを把持でき，その後は問題なく食べられていた．

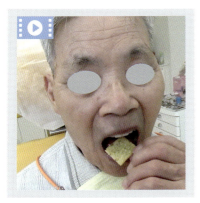

動画3 初診から1週間,不随意運動は少し和らぎ,大きく開口できるようになった

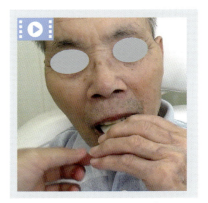

動画4 初診から1カ月,リベース後のフードテストでは薄切りリンゴがかみ切れた

フードテスト(1カ月後)

　この日は「義歯がゆるくなった」ということで来院したため,リベースを行い,その後フードテストを行った(**動画4**).

　フードテストでは,リンゴの薄いスライス(1/64)はかみ切れるようになっていた.元々,1̱ の状態が悪かったためか右側でかむ癖があり,左側で食べることはほぼなかった.ただ,前回よりも口に入れた後すぐに咀嚼しているようにみえた.まだ本来の利き手である右手には麻痺があるようで,テストフードは左手で持っていた.

　かみ応えのあるものをかむことに慣れるように,トレーニング用のガムを処方したが,3回で断念したとのことであった.少しずつ固い食べ物を口にすることでもトレーニングになる旨を伝えるが,本人は食事は柔らかいものを希望していた.

新義歯製作

　初診日(退院日)から2カ月経ち,総義歯にも慣れ,全身の健康状態も向上してきたことから,新義歯を製作した.Kさんの希望もあり,2̱ の残根は抜歯せずに残すこととした.新製後,リマウント調整法により咬合調整を行った(図5).

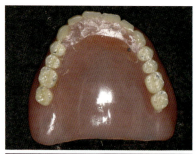
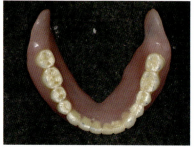

図5 リマウント調整後の新義歯

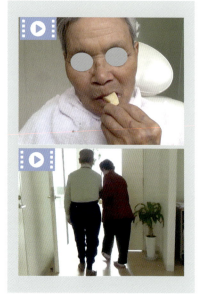

動画5 新義歯装着後のフードテスト

フードテスト（新義歯セット直後）

　新義歯のリマウント調整後のフードテストでは，リンゴのスライス（1/16～1/8）は，最初固いと言われ，そのままではかみ切れなかったが，半分に折って再度挑戦したところ，前歯でかみ切ることができた．また，この日も最初は，左手でテストフードをつかんでいたが，何度かテストフードを口に運んでいるうちに，麻痺があった右手を使って，リンゴを口に運んだ（**動画5**）．右手で食べ物を手に取るのを見たのはこの時が初めてである．

　全身の機能回復という点では，手を引かれながらではあるが，歩行時の足取りは大きく改善していた（**動画5**）．
　新義歯セットから2日後に来院した際には，カレーを食べたり，おかきを食べたり，口にする食べ物の幅が広がってきたことを伝えてくれた．この頃から，表情も豊になり，自分から話してくれるようになった．食事は，「何でも食べられる」と言うが，同時に，固いものへの抵抗を感じているようであった．

7章　症例報告

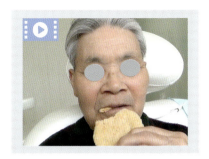

動画6　新義歯装着後3カ月：自ら前歯で煎餅をかみ割った

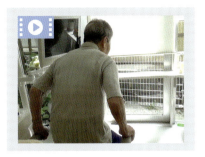

動画7　新義歯装着後7カ月：チェアからの立ち上がり着座も介助なしでできるようになった

その後のフードテスト

新義歯セットから3カ月後のフードテストでは「どうしても右でかむ」と言いながらも，煎餅を自らすすんで口に運び，前歯で割って食べられるようになっていた（**動画6**）．Kさん自身「心配していた」という餅も，「雑煮で食べた」とのことであった．

7カ月後

その4カ月後のフードテストでは，利き手の右手を使うことが多くなり，ピーナッツの半分を渡した際も，右手で持って口へ運んだ．少し時間をかけながらではあるが，右側でかみ込めた（**動画7**）．リンゴの厚切り（1/8）も，最初は少し顔をしかめながらではあったが，かみ切れた．ただ，Kさん自身「率直にいってこれぐらい固ければ，食べたくはない」と語るように，歯ごたえのある食べ物へは依然として抵抗があった．しかし，その言葉とは裏腹に，促されることなく，リンゴ一切れを完食した．また，徐々に前歯部を使うようになり，リンゴ一切れを食べる過程でも，Kさんは自身の感覚と相談しながらかむ部位や力の込め方を調整しているように思われた．また，再度ピーナッツの半分を渡すと，「さっきのよりもやわい」という感想だった．普段，自分からは食べないかみ応えのあるリンゴの厚切りを口にしたことの影響も考えられる．

また，チェアを移動する足取りは格段によくなり，チェアからの立ち上がり，着座も介助なしでできるようになっていた（**動画7**）．

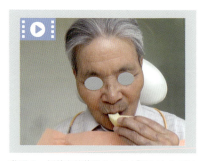

動画8 新義歯装着後9カ月:「固い」と言いながらも前歯を使ってかみ切れるようになった

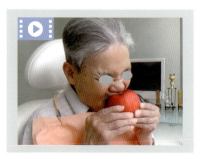

動画9 同日,Kさんに自信を取り戻してもらうため,リンゴの丸かじりに挑戦してもらったところ…

9カ月後

　前回のフードテストで,固いものを少しずつかんで練習しましょう,と伝えてから2カ月の間,夫人が積極的に鶏肉などを食事に取り入れているとのことであった.Kさんは「固くて食べらんやった」といいながらも,キュウリの漬け物を食べたとのことで,かみ応えのあるものを口にすることに少しずつ積極的になっているようであった.

　まず,リンゴの厚切り(1/8)を試してみると,両手で上手くつかみ,「固い」といいながらも,以前よりもスムーズに前歯部を使ってかみ切れるようになり,奥歯も左右でかめるようになった(**動画8**).

　この時,生活での不便は何か聞いたところ「手の自由が利かない」「人並みのことができない」と話していたが,時間はかかるものの,箸を使って食事をとっていることが確認できた.さらに,Kさんが不意に「リンゴを丸々かじれるくらいにならんといかんのかな」と話したこともあり,やや,飛躍ではあるが,丸かじりに挑戦してもらった(**動画9**).他のテストフードよりも大きく開口する必要があるためか,上唇およびその周辺に震えが出ていた.一度目はなかなかかみ込めず「かみきらんです」と,少し諦めたような様子だったが,何度か試すよう促した.二度目は,少し力を込めたようだが,前歯が皮の上をすべり「ダメ」とため息まじりに首を振っていた.しかし,すぐにもう一度リンゴを口に運ぶと,小さくではあるが,皮と果肉が

かじりとれた．ここからは確かめるように，慎重にではあるが，深くかみ込めるようになっていった．それでも「怖い感じがする．(義)歯が壊れないか(不安)」と言いながらも，手にしたリンゴを眺めて「これ食べたんですもんね」と自分がかんで食べたことが信じられないと，半信半疑の様子であった．

まとめ

Kさんは，半年間の入院の退院当日に初来院したこともあり，当初はKさんに負担を掛けずに「その日のうちに少しでも食べられるように」と考え，応急処置から始めた．もちろん「食べる」能力は劇的に回復していったわけではない．新義歯を製作してから9カ月を経て「(前歯部が)壊れてしまう」という不安を口にしていることからも，Kさんは（おそらく）長期にわたって不安定だった前歯部のブリッジを気にして，前歯でかむことに怖さを感じ，避けていたと推察される．そのこともあり，口腔環境が改善し，みるみるうちに全身状態も良くなったわけではない．むしろ，全身のリハビリの進行を確かめながら，Kさん自身が少しずつ自信を取り戻すのを確認しながら，フードテストを繰り返し，その内容を変えてきた．そして，徐々にではあるが，食事の幅が広がっている．

義歯はセットしてからが治療の開始とよくいうが，この症例は，急場しのぎとしての「リマウント調整法」の有効性と長期にわたる義歯治療におけるフードテストの重要性を再認識する機会となった．

Case Reports

義歯床後縁の接触を解消
――「嫁がびっくりする」

西田 哲也

症例概要

患者：84歳，男性　Dさん
主訴：どてが痛くて思うように食べられない．歌が歌えない．普段はすべて刻み食か豆腐などの軟かいものを食べている（図1）

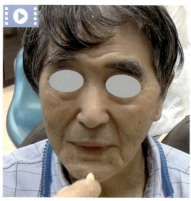

動画1　咬合調整前フードテストをするDさん

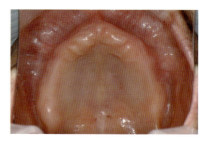
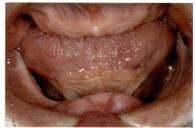
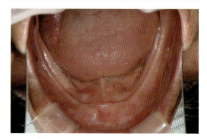

図1　初診時口腔内写真

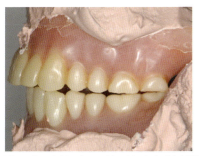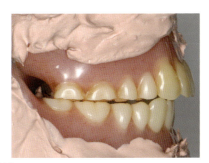

図2 セントリックでのリマウント時（咬合調整前）

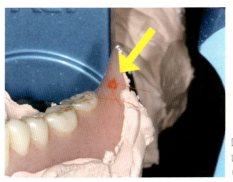

図3 セントリックでの調整時，最後臼歯から約15mm後方の後縁部が接触した（黄色矢印）

調整前フードテスト

ピーナッツは，前歯でかみ切れた．ただDさんは，痛みがあるせいか，真っ直ぐはかまず，少し横にこするように上下の義歯を合わせ，顔をしかめながら時間をかけてかんでいる（**動画1**）．

リマウント調整

セントリックでリマウントしたところ，左側の後縁が接触しかけているのがわかる（図2）．セントリックで削合を進めると，案の定，左側の最後臼歯から約15mm後方の後縁部が接触した（図3）．この後，辺縁部の接触は削合のみで解消した．

調整後フードテスト

　Dさんが調整前に顔をしかめながらかみ込んでいたピーナッツは，痛みが解消されたためか，手で持ちながら簡単にかみ切れた（**動画2**）．リンゴのスライス（1/32）は，はじめの一口は確かめるようにかみ切り，その後は，急ぐように口にされたが，咀嚼から嚥下まで比較的スムーズにできている．

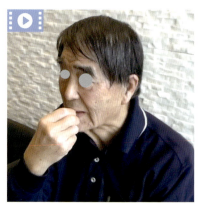

動画2 咬合調整後のフードテストでは，「嫁がびっくりする」というほどかめるように

まとめ

　一連のフードテストの後，Dさんがリマウント調整後の新しい義歯についての印象を興奮気味に語ってくれた，これだけ食べられたのは「はじめて，嫁がビックリする」という言葉が印象的であった．多くの義歯患者は自分がかめないことや好きな食べ物を口にできないことにフラストレーションを感じているだけでなく，料理をしてもらったり，一緒に食事をする家族をおもいみるところがある．その一端を見たように思う．

7章　症例報告

Case Reports

多数歯欠損，無口蓋義歯の調整
——「包丁のように切れる」

吹譯 浩史

症例概要

患者：74歳，女性　Cさん
主訴：前歯が取れそう．7年ほど前に義歯を製作したが，前歯がグラグラしてかめなくなった

初診時

初診時（図1，2），2|を抜歯して，部分床義歯の前歯を修理（増歯）した．そのために，上顎は無口蓋義歯のまま，粘膜調整を施した．後日，Cさんから食事のとき義歯が落ちてくると訴えがあり，再来院してリマウント調整を行った（図3）．

調整前フードテスト

Cさんは，やわからめの煎餅をかみ込めず，納豆巻きは食べることはできるものの，海苔は手で引っ張ってちぎっていた．細く切ったビーフジャーキーは前歯で強くかみながら引っ張るものの，ちぎれなかった（**動画1**）．

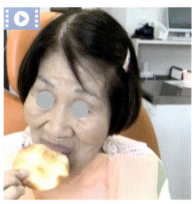

動画1　咬合調整前フードテスト

リマウント調整

セントリックバイトを採得した．図4にあるように，セントリックでマウントした状態では，上下の義歯は両側一点ずつの接触であった．セントリックで削合調整し（図5），さらに側方位，前方位にて調整し，臼歯部の接触点を増やした．咬合器上では調整後は被蓋が深くなったのがわかる（図6）．

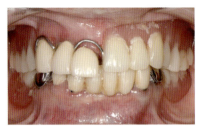

図1 初診時の口腔内写真

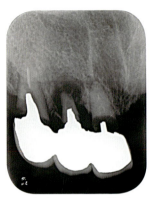

図2 初診時のエックス線写真

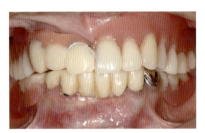

図3 再来院時の口腔内写真

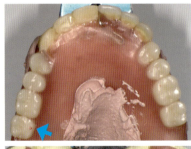

図4 咬合調整前の咬合面（青矢印：接触点）

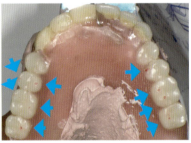

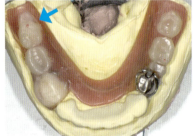

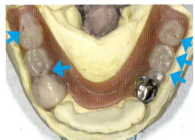

図5 咬合調整後の咬合面

咬合調整前　　　　　　　　　　　　調合調整後

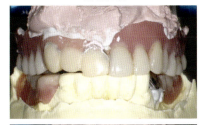
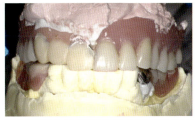
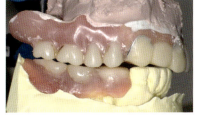
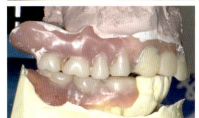

図6　咬合調整前と咬合調整後の比較

調整後フードテスト

調整後のフードテストでは，煎餅は，ひと口目は少し時間がかかったものの，かみ込むことができた．納豆巻きは前歯ですっきりとかみ切れるようになり，Cさんは「包丁のように切れる」と表現した．ビーフジャーキーを，かみ切れた（引きちぎれた）ことに，Cさん本人も少し驚いた表情をした（**動画2**）．

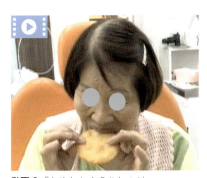

動画2　「かめた！　もうひとつ！」

まとめ

部分欠損症例では咬合調整にいくつかの制約があるが，多数歯欠損では，総義歯と同じ咬合様式で満足が得られ，時には吸着の概念のない無口蓋義歯でも前歯でかむことが可能になる．

今回の症例では，下顎前歯部がブリッジのため審美性などを考慮し，切端を極力短くしないように上顎前歯部の舌側に斜面をつけるように削合した．

Cさんは，趣味のカラオケでも義歯が落ちなくなったと喜んでいた．

Case Reports

ゴシックアーチ描記法により制作した義歯を改めて咬合調整した症例

藤井 元宏

症例概要

患者：73歳，女性　Fさん
　　　歯科技工士より紹介を受けて当院に来院した
主訴：3年前に義歯を製作して問題なく食事ができていたが，最近かむと痛いときがある

口腔内所見

痛みを訴えるが，粘膜面に潰瘍はない．上顎前歯部にフラビーガムがあり，下顎顎堤には高度の吸収がみられた．義歯の $\frac{6|6}{6|6}$ 相当部を手指で加圧しても痛みはないが，咬合時の上顎義歯にフレミタスを感じた．

診断

セントリック（患者固有の最後方位）の不一致と機能咬頭の摩耗による側方運動時の干渉で義歯が転覆し，咬合時の痛みになったと考えた．

調整前フードテスト

テストフードのカットリンゴは痛み（痛みの部位は不明）があり，かみ込めなかった．

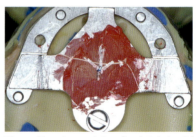

図1　ゴシックアーチのアペックスとタッピングの位置は一致しており，タッピングの位置で義歯を製作した．アペックスより後方に動く軌跡が2〜3mmあった．

リマウント調整

　セントリックバイトを元にリマウントしたところ，左側臼歯部のみで接触があり（図2），削合前は，これが原因で，オープンバイトになっていた．

　通法どおり，セントリック，左右側方位，前方位での削合を行った．調整後，オープンバイトが解消されたのがわかる（図3，4）．

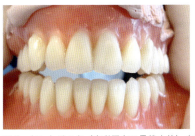 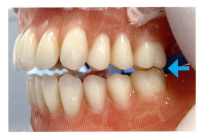

図2　セントリック（患者固有の最後方位）を採得し，咬合器に装着
接触は左側臼歯部のみであった（青矢印）

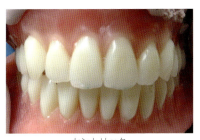
セントリック

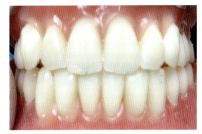
前方運動時

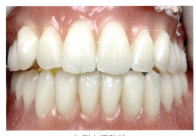
左側方運動時

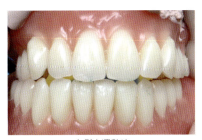
右側方運動時

図3　咬合調整後

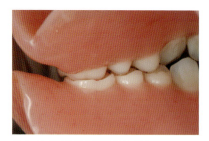 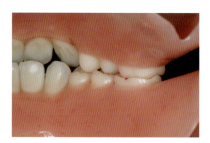

図4　咬合調整後の義歯後方面観

調整後フードテスト

術前は痛くてかめなかったカットリンゴが食べられるようになった（**動画1**）．堅焼き煎餅は，切歯と左側では痛みを感じてかみ込めないものの，右側ではかめるようになり，Fさん自身が，確かめるように，何度もかみ切る様子が印象的だった．

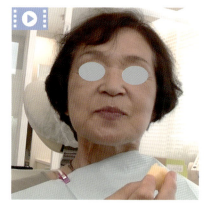

動画1　「先生，今度のフードテストはビフテキにして」

まとめ

ゴシックアーチのアペックスとタッピングが一致した位置で製作された義歯にもかかわらず，咬合採得時にオープンバイトになった理由としては，下顎頭が後方に偏位しやすいことが原因と考えられる．ゴシックアーチに後方運動の軌跡が認められることからそのように推測するが，アペックスとタッピングが一致した位置が前方寄りになっていた可能性も疑われ，筋肉の等尺性の収縮が，緩んだ左右の関節靭帯を前上方へ偏位させたのかもしれない．この症例を通して，アペックスとタッピングポイントが一致するだけでは長期の安定には不十分で，セントリックでの適切な咬合調整の重要性を再確認した．

Case Reports

「肉が食べられるようになりたい」を実現するために

元島 道信

症例概要

患者：73歳，男性　Eさん
背景：兵庫県から熊本の当院まで来院．5年前に総義歯になってから，大好きなお肉を全然食べていない．寿司屋で，寿司を半分に切ってくれとお願いしたら「お前に寿司を食う資格はない」といわれたことがある．これまで，義歯を得意とする歯科医院を数件訪ねたが「あなたの顎の状態では，多くは望めない」と匙を投げられた．遠方からの来院ということを考慮し，極力来院回数は抑えなくてはいけなかった．
主訴：大好きなお肉を食べられるようになりたい

初診時の顎の状態

下顎左右臼歯部の顎堤がえぐりとられるように吸収していた．また，下顎義歯の辺縁封鎖による吸着は下顎右側部の骨隆起のため，望めなかった（図1）．

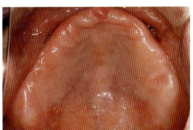
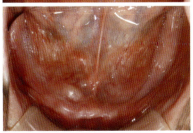

図1　初診時の口腔内写真

調整前フードテスト

リンゴのスライス（1/16）はかみきれず断念した．ピーナッツはかめる部位を探りながら，右側部でかみ込み何とかかみ砕けた．海苔巻きは，大きく開口すると下顎義歯が浮いてしまい，かむことができなかった（**動画1**）．

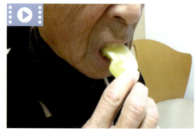

動画1 咬合調整前のフードテスト

リマウント調整

術者の指示に従って，Ｅさん自身の誘導による最後方位で咬合採得を行った．

リマウントの状態をみるとオーバージェットが大きく，かなり顎関節がゆるんでいると思われる．

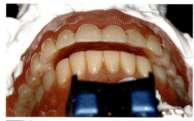

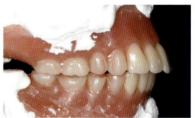

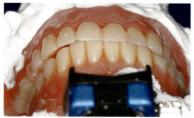

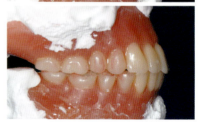

図2　咬合器上での調整後の上下義歯の関係（上：セントリック，下：前方位）

調整後フードテスト

リンゴ（透けるようなスライス），ピーナッツは前歯でスムーズにかめ切れた．また，調整前には下顎義歯が浮いて口にすることさえできなかった海苔巻きも，咬合調整により吸着が改善したためか，義歯が浮くことなく食べることができた．ただ，鶏の骨付きもも肉は，ひと口目（端の薄い部分）は

かみ切れたものの，やや厚みのある部分をかもうとすると下顎義歯が動いてしまい，かみ切れなかった（**動画 2**）．

リマウント調整を終えて，リンゴとピーナッツと海苔巻きは前歯でかみ切れるようになったものの，Ｅさんの好物である肉は食べられない状態であることを確認した．

再調整後フードテスト

Ｅさんの当初の主訴は，好物の肉をたべられるようになることで，決して満足できる状態にはなっていなかったため，2ヵ月後に再来院してもらい，再度リマウント調整を行った．豚バラ肉の串焼きは冷めて硬くなったものだったが，前歯で肉を串から外すことができ，奥歯での咀嚼もでき問題なく食べた．好物の寿司も簡単に前歯でかみきることができ，堅焼き煎餅も最初はやや顔をしかめながらではあったが，「前（歯）でかめるとは思わなかった」といいながら，自ら二口目も口にしていた（**動画 3**）．

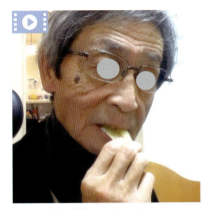

動画 2 咬合調整後フードテスト

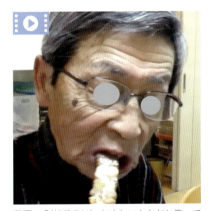

動画 3「（総義歯は）かめないもんだと思っていました」

まとめ

二度目の調整後，Ｅさんから「かむ力がついた」との感想をいただいたが，数時間で筋力が上がるとは考えがたいことから，義歯の安定により，安心してかみ込んだり，かみしめられるようになったものと想像する．

リマウント調整法であれば，セントリックバイトの採得からフードテストを含めても治療を 1 日で終えることができるため，本症例のＥさんのように受診機会が限られる場合，特に有効な治療法であることを再確認した．

Case Reports

4⎺⎺4 残根に対向する上顎義歯のバランスドオクルージョン

湯川 博之

症例概要

患者：84歳，女性　Lさん

主訴：柔らかいものしかかめない．家では，素麺やパンばかり食べている．歯ごたえがあるものをかもうとすると上顎前歯部が痛い．笑うと入れ歯が外れることがある

所見：歯周病（4⎺⎺4），う蝕（5⎿6 7），上顎は総義歯

既往歴：高血圧，虚血性心疾患，うつ，骨粗鬆症

口腔内所見

上顎は総義歯だが，顎堤の吸収は少ない．下顎は4⎺⎺4が残存していて，左側臼歯部には残根があるが，下顎の部分床義歯は使用していない．

咬合採得

上顎総義歯，下顎は7 6 5⎿5 6 7が欠損，だが部分床義歯なしで，セントリックバイトの採得を行った．

調整前フードテスト

フードテストには，軽い薄めの煎餅を用いた．煎餅を前歯で挟み，さらに左右に動かしてかめるところを探しながらかむ仕草をするが，かみ込むことはできず断念した（動画1）．

リマウント調整

調整前は右側犬歯部，左側は小臼歯部のみで接触してた（図1）．下顎の歯数は限られているが，極力最後方の残存歯である左右の小臼歯部と犬歯部に接触を求めた（図2）．

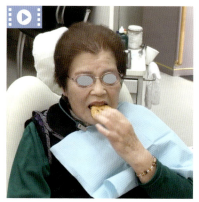

動画1　咬合調整前フードテスト

7章 症例報告

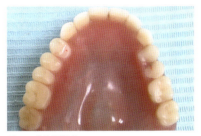

図1 咬合調整前

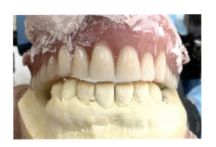

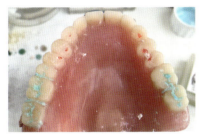

図2 咬合調整後（前方位）

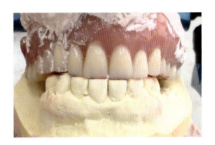

調整後フードテスト

　調整前と同じ，軽い薄めの煎餅を用いた．中切歯切端の舌側面を削り，やや鋭利にした影響もあると思われるが，調整前にはかみ込めなかった煎餅を難なくかみ割ることができた（**動画2**）．Lさんも嬉しかったようで，口いっぱいにテストフードを頬張っていた．

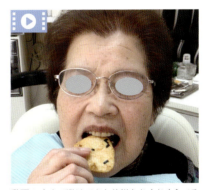

動画2 今まで避けてきた煎餅をさくさく食べる

―― まとめ ――

　この症例では，下顎は両側とも第一小臼歯の残存歯が最後方歯となっているため，通常のバランスドオクルージョンとは諸条件が異なるが，その中でも，各顎位（セントリック・側方位・前方位）で極力後方に両側の接触を与えることで，義歯の安定が増し，Lさんの食べる機能の回復につながったものと思われる．

症例報告を通して

　この章に収録されている症例は「リマウント調整法」の講習を受けた歯科医師に提供していただいたものである．症例提供者の義歯治療の経験はまちまちで，総義歯治療の経験がほとんどなかった者から様々な調整法を学んできた者を含むが，症例はすべて講習を受けてから1年半以内に取り掛かったものである．

　患者さんが「かめない，食べられない」ことを主訴に（あるいは，同伴の家族が食事に時間がかかることや刻み食やミキサー食しか食べられないことを訴えて）来院し，リマウント調整による義歯治療を施し，前歯，奥歯でかめるようになった，という経緯はすべての症例に共通している．ともすると金太郎飴のように映るかもしれない．しかし，1回の調整で，その日のうちにすぐにかめるようになる患者さんから，1年近くフードテストを繰り返し，少しずつ食べる機能を回復していく患者さん，本人の咀嚼能力に対する自覚がはっきりしている患者さん，本人はかめるつもりでいる患者さん，厚切りのリンゴが食べられても満足できない患者さん，その背景に目を向ければ千差万別である．

　これらの症例を通して私自身が再確認したことは，咀嚼や前歯でかむという機能回復は，義歯治療のゴールではないということである．「かもうとすればかめるはずの義歯」でも，普段の食生活で極力かむことを避けているのであれば，患者さんにとっては「かめない入れ歯」のままである．フードテストの目的は，前歯でかむことや咀嚼能力を歯科医師が確認するためのものではない，ということは前章で述べたが，各症例，特にフードテストの様子を通して「リマウント調整によってかめるようになったはずの義歯」が患者さんにとって「かめる入れ歯」になる過程が少しでも伝わったならば幸いである．

おわりに

　大学5年のとき，無医村歯科診療に参加したことがありました．そこで見たのは，歯科医療とは名ばかりで，問題のある歯はとにかく抜歯するのです．もちろん抜歯のあとに補綴をするわけでもなし，村の人たちは歯痛の心配がなくなる代わりに，無歯顎に近づいていくのです．そのとき，いつか年をとったら，この償いをしなければならないと思ったものです．還暦を機会に，博多天神の診療所を息子に任せて，日がな一日川釣りに明け暮れるような生活を夢みて番匠川のほとりに居を移したとき，そこは当時無歯科医地区でした．そこに小さな診療所を開いて驚いたのは，入れ歯の具合が悪いといって来院する年寄りの多いことです．

　高齢化が進んで，義歯で苦労をしている患者さんが増えているのですが，ほとんどのお年寄りは，義歯では自分の歯のようには食べられないと諦めています．義歯はかめないものと思い込んでいるお年寄りもいます．病院でも介護施設でも，食事介助と言えば，食事をとろみ食やきざみ食にして，かむことを諦めることしか考えていません．義歯で咀嚼させることを諦めて，むせが多い，誤嚥が多いと食事介助に時間をかけ，苦労をしています．義歯で咀嚼することができれば，ほとんどの人は常食の生活が可能です．寝かせられていた人が，常食の生活を回復すれば，ベッドから降り，食卓を囲み，車椅子から立って好きな庭いじりをすることはすぐそこです．

　義歯治療の経験の有無を問わず若い人に，簡略化したローリッツェンのリマウント調整法を教えたところ，うれしいことに驚くほどの反響があり，次々に成功の知らせが届きました．この本は，若い人たちに古くからの義歯調整法やフードテストを伝えるうちに，逆に教えられ，発見したことをまとめたものです．若い先生方の患者さんに寄り添う姿に私自身が教えられるところばかりで，そういう意味で若い先生方の症例も紹介することにしました．

　介護者や他職種の輪の中で，若い先生方が食べるリハビリに着手しはじめています．これでようやく償いができそうです．

　生活の医療社という，患者の生活の視点から医療を見直そうという意欲的な出版社の最初の仕事として，この本を世に出せることを心から喜んでいます．本書は，緻密に辛抱強く考えることが難しくなっている私に代わって，尾崎洋美先生，高森亜矢子先生のご助力に多くを負っています．症例をご提供いただいた先生方とともに深く感謝します．

平成28年11月
著者

文献

1) Schuyler, C.H. "Full denture construction from the obtaining of the centric maxillomandibular record to completion of the dentures." Am Dent Assoc 41.1 (1950): 66-73.
2) Lauritzen, A.G. Atlas 咬合分析の臨床；青木英夫，五十嵐孝義 共訳，医歯薬出版，東京，1977.
3) 石原寿郎，長谷川成男．Hinge axis 下顎の蝶番運動軸について 蝶番運動軸を利用した臨床術式，歯科時報，1963:363 (47).
4) 宮内泰雄ほか．半調整咬合器に記録された前方顆路傾斜に関する調査 第 1 報．歯科學報，1997:97 (1): 71-81.
5) Yurkstas, A., H. Fridley, and R. Manly. "A functional evaluation of fixed and removable bridgework." The Journal of Prosthetic Dentistry 1.5 (1951): 570-77.
6) 竹内孝仁．新版 介護基礎学――高齢者自立支援の理論と実践，医歯薬出版，東京，2017.

索引

あ
アンダーカット 35

え
嚥下 79

か
顆頭球 20, 22, 39, 40

き
義歯安定剤 33
客観評価 77
吸着 6, 9, 12-14

こ
咬合 42
咬器 36, 38
　アルコン型 40
　コンダイラー型 39-41
咬合調整 52, 58

し
矢状顆路角 40, 41

せ
セントリック 19, 24, 58
　バイト 24
前方位 19, 58

そ
側方位 19, 39, 40, 43, 58, 61-64
側方顆路角 40, 41

て
ティッシュコンディショニング 12

と
取り込み印象 34, 35

は
バーの当て方 54
バランスドオクルージョン 12-16

ひ
ピーナッツ 76

ふ
フードテスト 10, 68
フェイスボウ 39
部分床義歯 34, 69

へ
ベネット運動 39, 40

り
リハビリテーション 77
リベース 31
リマウント 18, 38, 44
リライン 6, 31

L
Lauritzen 6, 12

S
Schuyler 6, 12

河原　英雄（かわはら ひでお）

1967 年　九州歯科大学卒業
1968 年　福岡市にて開業
2002 年　佐伯市に移転開業

「かみつきがいい」入れ歯
かめない義歯のイニシャルプレパレーション

2016 年 12 月 15 日　　初版　第 1 刷発行
2023 年 6 月 15 日　　第 2 版第 3 刷発行

著　者　　河原英雄
発行者　　秋元麦踏
発行所　　生活の医療株式会社
　　　　　東京都文京区関口 1-45-15-104　郵便番号 112-0014
印刷製本　株式会社木元省美堂

乱丁本・落丁本はお取り替えいたします．
© Hideo Kawahara Printed in Japan　ISBN 978-4-9909176-0-9　C3047